K. EDEL ▌Aktiv leben und genießen

W0041161

KLAUS EDEL

Aktiv leben und genießen

Ein Ratgeber für Typ-2-Diabetiker

1. KORRIGIERTER NACHDRUCK

Unter Mitarbeit von
INGE AUFDERHEIDE, STEFANIE KATONA,
IRMGARD LAMMERS, ANNEGRET MÖHRING
und GRACELLE WELSING

MIT 44 ABBILDUNGEN UND 9 TABELLEN

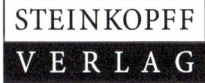

STEINKOPFF
VERLAG

Dr. med KLAUS EDEL
Innere Medizin – Kardiologie, Diabetologie
Sportmedizin, Notfallmedizin
Chefarzt am Herz- und Kreislaufzentrum
Heinz-Meise-Straße 100
36199 Rotenburg

ISBN 978-3-7985-1573-4 Steinkopff Verlag

Bibliografische Information Der Deutschen Bibliothek
Die Deutsche Bibliothek verzeichnet diese Publikation in der
Deutschen Nationalbibliografie; detaillierte bibliografische Daten
sind im Internet über <http://dnb.ddb.de> abrufbar.

Steinkopff Verlag
ein Unternehmen von Springer Science+Business Media

www.steinkopff.com

© Steinkopff Verlag 2006, 2009
  Printed in Germany

Redaktion: Dr. Annette Gasser   Herstellung: Klemens Schwind
Umschlagabbildung: photos.com
Umschlaggestaltung: Erich Kirchner, Heidelberg
Satz: K + V Fotosatz GmbH, Beerfelden

SPIN 11557326   85/7231-5 4 3 2 1 – Gedruckt auf säurefreiem Papier

Geleitwort

Sehr geehrte Leserinnen und Leser,

es ist mir Freude und Ehre, Ihnen den vorliegenden Ratgeber für Menschen mit Typ-2-Diabetes empfehlen zu dürfen. In diesem Buch wird in anschaulicher Weise Wissen zum Typ-2-Diabetes vermittelt und es kommt insbesondere gut zum Ausdruck, dass Menschen mit Diabetes durch geeignete Maßnahmen nicht nur in der Lage sind, ihre Krankheit zu bewältigen, sondern auch ein aktives und erfülltes Leben zu führen. Tatsächlich ist heute bekannt, dass Lebensstilfaktoren sowohl die Auslösung des Typ-2-Diabetes beeinflussen als auch ein wesentliches therapeutisches Element beim Typ-2-Diabetes darstellen. Aufgrund seiner großen Erfahrung und fachlichen Kompetenz kann Herr Dr. Edel in diesem Buch ganz konkrete Empfehlungen für Ernährung und körperliche Belastung geben. Dies ist für Menschen mit Herz-Kreislauferkrankungen von ganz besonderer Bedeutung. Zudem sind zahlreiche praktische Tipps für Bewegungsprogramme und Wochenpläne enthalten, die den Menschen mit Diabetes helfen, ihren Alltag aktiv zu gestalten und trotz ihrer Krankheit zu genießen.

Ich kann diesen Ratgeber nur wärmstens empfehlen.

Prof. Dr. med. W. A. Scherbaum
Direktor der Deutschen Diabetes Klinik
Leibniz-Zentrum für Diabetesforschung
an der Heinrich-Heine-Universität und
Direktor der Klinik für Endokrinologie,
Diabetologie und Rheumatologie
Universitätsklinikum Düsseldorf

Vorwort

Verehrte Leserinnen und Leser,

was hat uns dazu bewogen, Ihnen dieses Buch zu widmen? Tagtäglich beschäftigt sich das Autorenteam mit Diabetikern. Ihre Sorgen, Ängste und Nöte nehmen wir genauso ernst wie unsere Arbeit zum Wohle unserer Zuckerpatienten. Wir haben ein gut im Alltag umsetzbares Konzept für Ihren erfolgreichen Umgang mit dem Diabetes entwickelt. Von vielen Betroffenen haben wir erfahren, wie wichtig Ihnen die Tipps sind, die Sie von meinem Team und mir bekommen. Was lag also näher, als Ihre und unsere Erfahrungen in einem Ratgeber zusammenzufassen. Auf diesem Weg können möglichst viele Menschen von unseren gemeinsamen Lösungsvorschlägen profitieren.

Unsere Empfehlungen sind ebenso praktisch wie plausibel. Probieren Sie doch einfach heute noch einen unserer Vorschläge aus. Sie werden sehen, wie einfach und dennoch erfolgreich letztendlich der Umgang mit der Zuckerkrankheit sein kann.

Ich wünsche Ihnen viel Spaß beim Lesen, Genuss und gute Laune beim kontinuierlichen Umsetzen der vielen Wege in Ihre beschwingte Zukunft.

Wir danken Frau Ulrike Thurm sowie Herrn Prof. Dr. Klaus Baum für die fachliche Beratung.

Für das Autorenteam   Dr. med. KLAUS EDEL

Chefarzt am Herz- und Kreislaufzentrum Rotenburg a. d. Fulda
Vorsitzender der Gesellschaft für Prävention und Rehabilitation
von Herz-/Kreislauferkrankungen in Hessen e.V.

Inhaltsverzeichnis

1 Einleitung

Kennen Sie die Pest des 3. Jahrtausends? Es ist die Zuckerkrankheit! Weltweit kommt es zu einer dramatischen Zunahme der Erkrankungsfälle, insbesondere den Typ-2-Diabetes betreffend: Es wird mit einer Verdoppelung der an Diabetes erkrankten Menschen bis 2025 gerechnet. In Deutschland sind schätzungsweise 7–8 Millionen Menschen an Diabetes mellitus erkrankt; weitaus die meisten sind Typ-2-Diabetiker. Gegenwärtig leidet jeder 4. Bundesbürger jenseits des 60. Lebensjahres an Diabetes und jedes Jahr kommen 300 000 neu entdeckte Diabetiker dazu.

In Anbetracht der großen und steigenden Anzahl von Betroffenen entschlossen wir uns, ein Buch zu schreiben, das aufzeigen soll, dass die Diagnose Zuckerkrankheit keinesfalls den Beginn einer ausweglosen Krankheit darstellt. Vielmehr möchten wir dazu anregen aktiv zu werden: es gibt Mittel und Wege, dieser Krankheit die Stirn zu bieten. Dabei wollen wir Sie mit unserem Buch unterstützen.

▌ Wissen ist Macht

Schon im Jahr 1925 hat der amerikanische Diabetespapst Elliot P. Joslin eine Schulung für Diabetiker eingeführt; dies war noch in einer Zeit, als kein Insulin verfügbar war. Er lehrte, dass der Betroffene selbst so viel wie möglich von seiner Erkrankung wissen muss. Dies sei der Schlüssel zur erfolgreichen Behandlung der Zuckerkrankheit. Der Diabetiker soll in gewissem Sinne sein eigener Arzt werden. Diese Erkenntnis gilt bis in die heutige Zeit. Sie als Patient möchten in die Entscheidungen, die der Arzt trifft, einbezogen werden. Leider ist es so, dass die Zeit, die für ein Arztgespräch zur

Verfügung steht, immer stärker begrenzt wird. Um so wichtiger ist es, Informationen zur Zuckerkrankheit gezielt zu sammeln und gut vorbereitet in ein Arztgespräch zu gehen. So gewinnt die Feststellung von Joslin gerade in unserer Zeit mehr und mehr an Bedeutung, den Diabetiker intensiv und umfassend mit verständlichem Material zu seiner Erkrankung zu versorgen. Sie werden entdecken, dass die Ärzte dankbar sind, wenn sie einen aufgeklärten, mündigen Diabetiker vor sich haben. Und Sie werden erfahren, wie viele Möglichkeiten Sie selbst haben, gegen das Fortschreiten Ihrer Erkrankung aktiv zu werden. Hier das erste Rezept, das Joslin einer Diabetikerin verordnete (Abb. 1):

Rp

Für Mrs. Ann Smith
Verordnung Nr. 1:
Ein Hund

Verordnung Nr. 2:
3 x täglich ausführen

Abb. 1

Das überrascht Sie sicherlich nicht, oder? Bewegung ist ein wichtiger Baustein für eine gute Blutzuckereinstellung.

Eine gute Blutzuckereinstellung ist wichtig

Eine bereits im September 1998 in Barcelona veröffentlichte Studie enthält die größte Datensammlung zu Typ-2-Diabetikern. Über 15 Jahre wurden diese Daten gesammelt. Das Ergebnis zeigte klar: Eine gute Diabeteseinstellung lohnt sich und kann Folgeerkrankungen verhindern. Ziel einer guten Einstellung bei Diabetikern ist es, möglichst nahe an den „normalen“ Blutzuckerwert heranzukommen, also im Tagesverlauf an Werte zwischen 60 und 140 mg/dl (3,3–7,8 mmol/l). Das gelingt nicht in jedem Fall. Um Komplikationen der Zuckererkrankung wie Augen- oder Nierenschäden zu vermeiden, sollten Blutzuckerwerte im Tagesverlauf unter 160 bis 180 mg/dl (8,9–10,0 mmol/l) liegen und Nüchternblutzuckerspiegel von etwa 100 bis 140 mg/dl (5,6–7,8 mmol/l) erreicht werden. Wenn diese gute Einstellung erreicht ist, lässt sich in der Regel kein Harnzucker mehr nachweisen; der Harnzuckerteststreifen verfärbt sich nicht mehr.

Gelingt es, den Blutzuckerspiegel im gesamten Tagesverlauf unter 160 bis 180 mg/dl (8,9–10,0 mmol/l) zu halten, wird sich auch der HbA_{1c}-Wert im Normbereich bzw. nicht höher als 1 bis maximal 2% über dem Wert des Nichtdiabetikers finden, d. h. bei 6–7% bewegen. Dieser Wert ist das Maß für die durchschnittliche Blutzuckerkonzentration der letzten 8 bis 12 Wochen, so eine Art Blutzuckerlangzeitgedächtnis: Er zeigt den roten Blutfarbstoff (Hämoglobin) an, der mit Traubenzucker verbunden ist. Je höher der Wert über 7% liegt, desto schlechter ist die Blutzuckereinstellung (Tabelle 1). Lassen Sie deshalb regelmäßig den HbA_{1c}-Wert durch den Hausarzt bestimmen.

Wenn Sie einen erhöhten HbA_{1c}-Wert haben, lohnt es sich an der Verringerung des Wertes zu arbeiten. Merken Sie sich doch einfach folgenden Slogan: HbA_{1c} – gesünder unter 7 und schon sind Sie auf dem richtigen Weg.

Die größte Studie, die es jemals zum Thema Diabetes gab, untersuchte die Auswirkung der Senkung eines zu hohen HbA_{1c}-Wertes um 1%. Herausragend ist die Verringerung der Komplikationen an den kleinen Gefäßen z. B. der Augen um 37%. Die Erkrankungswahrscheinlichkeit für Schlaganfall oder Herzinfarkt sinkt um 14 bzw. 12% – wohlgemerkt – bereits wenn das Blutzuckergedächtnis um nur 1% verbessert wird!

Tabelle 1. Grenzwerte der Blutzuckereinstellung

▌ gute Einstellung:	$HbA_{1C} < 6,5\%$
▌ mäßige Einstellung:	$HbA_{1C} < 7,5\%$
▌ schlechte Einstellung:	$HbA_{1C} > 7,5\%$

Aufgepasst – gerade durch optimierte Ernährung und Bewegung lässt sich der HbA_{1c}-Wert senken und gleichzeitig senken Sie Ihr persönliches Risiko für Schlaganfall oder Herzinfarkt – ist das allein nicht Grund genug, dieses Buch zu lesen?

▮ In „guter" Gesellschaft – Diabetes und Übergewicht

Dass die Zahl der Typ-2-Diabetiker in den letzten Jahren so deutlich zugenommen hat, ist zum Großteil auf die Zunahme der *Fettleibigkeit* (Adipositas) in der Bevölkerung zurückzuführen. Über die Hälfte der neu entdeckten Typ-2-Diabetiker ist übergewichtig. Können Sie messen, ob Ihr Gewicht bzw. Übergewicht eine Gefahr darstellt? Ja, das ist möglich. Seit ein paar Jahren weiß man, dass der Bauchumfang ab einem bestimmen Grenzwert mit einem höheren Risiko für Herzinfarkt vergesellschaftet ist.

Wie messen Sie Ihren Bauchumfang? Am besten im Stehen mit freiem Oberkörper. Zwischen unterem Rippenrand und Beckenkamm soll das Maßband um den Körper gelegt werden. Die Messung soll in leicht ausgeatmetem Zustand erfolgen. Sie können sich ein einfaches Tagebuch anlegen, um die Entwicklung Ihres Bauchumfanges leichter zu verfolgen (Tabelle 2). Jedes Kilogramm Ge-

Tabelle 2. Kontinuierliche Erfassung des Bauchumfangs

Datum	Bauchumfang (cm)	cm über Risikowert (Frauen bis 88 cm Männer bis 102 cm)

wichtsverlust lässt den Bauchumfang um einen Zentimeter schrumpfen.

Eine sinnvolle Therapie für Diabetiker mit Übergewicht ist es daher, das Gewicht zu reduzieren; wenn Sie es schaffen 3 bis 5 kg abzunehmen, wird sich Ihre Blutzuckereinstellung entscheidend verbessern. Leichter gesagt als getan, das wissen wir. Studieren Sie das Buch ganz genau – Sie werden wertvolle, leicht umsetzbare Hinweise zu einer dauerhaften Gewichtsreduktion finden.

Früher gaben Ärzte ihren Patienten häufig Zielvorstellungen bezüglich des Körpergewichts, die unrealistisch waren und nicht umgesetzt werden konnten. Dennoch: Jedes Kilogramm weniger verbessert, also senkt den Blutzuckerspiegel; auch kleine Erfolge sind Erfolge. Speziell das Bauchfett ist es, das abgebaut werden sollte, denn durch die auch „Stammfettsucht" (oder männliche Fettsucht, Apfelform) genannte Form der Adipositas wird die Hyperinsulinämie (Überangebot an Insulin im Blut) verstärkt, das Arterioskleroserisiko ist erhöht. Im Gegensatz dazu ist die Hüftfettsucht (weibliche Fettsucht, Birnenform) weniger bedenklich im Blick auf das Arterioskleroserisiko. Für Menschen mit Typ-2-Diabetes ist eine der wichtigsten Sofortmaßnahmen gegen hohe Blutzuckerwerte, zu hohes Körpergewicht zu senken. In unserem Ernährungsteil erhalten Sie ebenso einfache wie wirkungsvolle Tipps zur Verringerung Ihres Körpergewichtes.

Auch Bewegung hilft, Körpergewicht abzubauen. Jedem Menschen tut es gut, sich zu bewegen. Keine Angst, mit Bewegung sind nicht zuvorderst sportliche Höchstleistungen gemeint. Nicht nur Joggen, Fußball- oder Tennisspielen wirken sich auf Gewicht und Blutzucker aus, sondern auch Frühjahrsputz, ausgedehnte Spaziergänge oder Rasenmähen. Bewegungsmangel ist umgekehrt einer der Gründe, warum immer mehr Menschen an Typ-2-Diabetes erkranken. In unserem Kapitel zur Bewegung zeigen wir Ihnen deren Wirkung auf und vermitteln geeignete Übungen zu Gewichtssenkung und besserer Zuckereinstellung.

Ein weiterer unangenehmer Gesellschafter – die Insulinresistenz

Eine der Ursachen des Typ-2-Diabetes ist die so genannte *Insulinresistenz*. Das bedeutet, es ist zwar genügend Insulin vorhanden, aber es kann nicht wirken. Insulin hat die Aufgabe, die Zelle (z. B. die Muskelzelle) zu öffnen, damit der Zucker in die Zelle hineingelangen kann, wo er zur Energiegewinnung gebraucht und verbrannt wird. Stellen Sie es sich so vor: Insulin ist gewissermaßen der Schlüssel zum Öffnen des Schlosses am Muskel. Leidet ein Diabetiker unter einer Insulinresistenz, ist die Zelle unempfindlicher für Insulin. Das Schloss an der Zelle ist quasi verbogen und man braucht viele Schlüssel (Insulin), die man probieren muss, um das Schloss zu öffnen. Der Zucker kann also nur schwer in die Zelle gelangen und häuft sich im Blut an.

Was ist die Folge? Die Bauchspeicheldrüse muss unglaublich viel mehr Insulin produzieren als üblicherweise. Ist diese Megaleistung über Jahre erforderlich, erschöpfen sich irgendwann die Kapazitäten. Die Insulinproduktion nimmt ab und es kommt zum Insulinmangel. In dieser fortgeschrittenen Phase der Erkrankung reichen Tabletten zur Senkung des Blutzuckerspiegels nicht mehr aus. Es wird schließlich notwendig sein, dass Sie Insulin spritzen.

Die Ursache der Insulinresistenz ist mittlerweile bekannt. Neben einer erblichen Komponente spielen vor allem Übergewicht und Bewegungsmangel eine übergeordnete Rolle.

Was können Sie tun? Die wirksamste Methode zur Bekämpfung einer Insulinresistenz ist Bewegung. Der Schlüssel zum Erfolg wäre z. B. nach dem Mittagessen eine kleine Runde zu laufen. Ihre Bauchspeicheldrüse muss dann weniger Insulin produzieren und der Zucker gelangt leichter in Ihre Muskeln. Den Beginn Ihres Bewegungsprogramms und die kontinuierliche Umsetzung stellen wir in diesem Büchlein leicht verständlich dar. Sie werden überrascht sein, wie einfach es ist, sich als Diabetiker gesund und fit zu halten.

▮ Vorsorge – der Zuckertoleranztest

Wie Sie vielleicht wissen, durchläuft jeder Diabetiker eine ca. 15-jährige Vordiabeteszeit, bevor die Diagnose Zuckerkrankheit gestellt wird. Deswegen ist die Frage, wer gehört zu dem Personenkreis mit einem besonders hohen Diabetikerrisiko? In erster Linie sind dies die direkten Verwandten von Diabetikern. Aber auch Menschen mit Übergewicht, hohem Blutdruck und einer Verkalkung der Herzkrankgefäße gehören zu den gefährdeten Personen. Diese Menschen sollten einen *Zuckertoleranztest* durchführen lassen.

Was ist das? Es handelt sich um einen ganz einfachen Test: Sie trinken eine Flüssigkeit, die eine genau definierte Menge von Zucker enthält (75 Gramm) innerhalb von fünf Minuten. Ihr Blutzucker wird zu Beginn und nach zwei Stunden gemessen. In diesen zwei Stunden sollen Sie ruhig liegen. Ihr Nüchternblutzuckerspiegel muss unter 140 mg/dl (7,8 mmol/l) liegen, da sonst der Test nicht durchgeführt wird, bei höheren Werten läge; bereits ein Diabetes vor. Findet sich nach zwei Stunden ein Blutzuckerwert zwischen 140 und 199 mg/dl (7,8 – 11,2 mmol/l), so liegt bei Ihnen das Vorstadium einer Zuckerkrankheit vor. Bei Werten über 200 mg/dl (11,2 mmol/l) wird die Diagnose Diabetes mellitus gestellt.

Sollten Sie zu den Menschen gehören, bei denen dieser Test positiv ausgefallen ist, so haben Sie eine „gestörte Glukosetoleranz". Zurzeit ist strittig, ob dieses Diabetesvorstadium bereits als eigenständiges Krankheitsbild angesehen werden muss. Eines ist jedoch sicher: bereits im Vorstadium der Zuckerkrankheit finden sich Veränderungen an der Innenhaut Ihrer Gefäße, dem so genannten Endothel. Damit einhergehend findet sich ein gesteigertes Risiko, einen Herzinfarkt zu erleiden.

Wie viele Menschen entwickeln aus dem Vorstadium einen echten Diabetes? Die Daten variieren je nach Bevölkerungsgruppe und Region und schwanken zwischen 3 bis zu 14% pro Jahr. Es macht also Sinn, die Risikogruppe zu erfassen, da Begleiterkrankungen wie der Herzinfarkt bereits im Vorstadium des Diabetes auftreten können. Bis zum Auftreten der Zuckerkrankheit zu warten, würde bedeuten, vier bis sieben kostbare Jahre zu verlieren.

Es können nicht alle Menschen in Deutschland insbesondere der enormen Kosten wegen daraufhin untersucht werden, ob Sie in der

Zukunft zuckerkrank werden. Die amerikanische Diabetes-Gesellschaft hat einen Vorschlag unterbreitet, bei wem dieser Vorsorgetest durchgeführt werden sollte:

Bei allen übergewichtigen Menschen, die über 45 Jahre alt sind und einen BMI (s. Kapitel 10) über 25 kg/m^2 haben. Bei Personen jenseits des 45. Lebensjahres mit einem BMI unter 25 kg/m^2, wenn gleichzeitig folgende Risikofaktoren vorliegen:

❚ erstgradig Verwandte mit Typ-2-Diabetes
❚ Frauen mit Schwangerschaftsdiabetes in der Vorgeschichte
❚ Bluthochdruck und
❚ hohe Blutfette

Ob dieses Regime jemals in Deutschland umgesetzt werden wird, ist sehr fraglich. Aktuell ist zu beobachten, dass der Vorsorgetest in manchen Herzzentren bei Personen eingesetzt wird, die gerade einen Herzinfarkt erlitten haben, die noch keine Diabetiker sind. Man weiß aus einer Beobachtungsstudie in Schweden, dass ca. 30–40% der Menschen mit akutem Herzinfarkt eine gestörte Glukosetoleranz haben und bei weiteren 25–31% eine Zuckerkrankheit neu festgestellt wird.

Sie sehen, dass auch vor der Diagnose Diabetes einschneidende Krankheiten auftreten können. Um so wichtiger für Sie, sich nicht nur um Ihre Zuckerkrankheit zu kümmern, sondern auch Ihren Bluthochdruck, Ihre Blutfettwerte, Ihr Alter und Ihr Gewicht in die Waagschale zu werfen.

Hier ein paar einfache Tipps zur Vermeidung von Begleiterkrankungen wie dem Herzinfarkt:

❚ Blutdruck selbst messen – Ihr Idealwert: 130/85 mmHg
❚ Mindestens einmal wöchentlich wiegen – Ideal wäre: Normalgewicht
Ihr Minimalanspruch sollte sein, Ihr Gewicht stabil halten
❚ Bauchumfang messen – Ideal wäre für Männer unter 102 cm, für Frauen unter einem Wert von 88 cm zu bleiben
❚ Sie sollten Ihre Blutfettwerte kennen – Idealwerte: Cholesterin bis 180 mg/dl (4,7 mmol/l), Neutralfette bis 150 mg/dl (1,7 mmol/l)

▍ Herzinfarktrisiko

Eine extrem hohe Rate an Herz-Kreislaufkrankheiten findet sich bei allen Diabetestypen; besonders häufig sind jedoch ältere Typ-2-Diabetiker betroffen.

Herz-Kreislauferkrankungen gehören zu den häufigsten Begleiterkrankungen bei Diabetikern und erklären die hohe Krankheitshäufigkeit (Morbidität) dieser Patienten. Die koronare Herzerkrankung (KHK) liegt bei Diabetikern mit großem Abstand an erster Stelle.

Eine interessante Untersuchung, die diesen Zusammenhang deutlich macht, hat Steven Haffner in einer amerikanischen Fachzeitschrift 1998 veröffentlicht. Er verglich die Wahrscheinlichkeit einer Herzerkrankung bei Diabetikern und bei Nichtdiabetikern über eine 7-jährige Beobachtungszeit. Dabei zeigte sich, dass Diabetiker ohne Arteriosklerose der Herzkranzgefässe im Vergleich zu Nichtdiabetikern ein 3-fach höheres Risiko haben, einen akuten Herzinfarkt zu bekommen. Bei jedem zweiten Diabetiker mit bekannter KHK kommt es in sieben Jahren zu einem Herzinfarkt.

Eine weitere Untersuchung an herzkranken Diabetikern wurde in Deutschland in der Region um Augsburg vor kurzem durchgeführt (MONICA-Studie). 75% aller Diabetiker erkranken an einem Herzinfarkt oder Schlaganfall. Diabetiker haben ein 4-fach erhöhtes Herzinfarktrisiko im Vergleich zur Normalbevölkerung, Diabetikerinnen sogar ein 6-fach erhöhtes Risiko.

▍ Arteriosklerose bei Typ-2-Diabetes

Die zugrunde liegende Gefäßverkalkung ist die so genannte *Arteriosklerose*. Sie tritt bei Diabetikern in der Regel früher auf als bei Nichtdiabetikern; sie befällt meistens mehrere Arterien gleichzeitig, bevorzugt sehr kleine Arterien (wie z.B. die Herzkranzgefäße). Sie zeichnet sich bei gleichzeitigem Vorliegen einer Zuckerkrankheit durch ein rasches Fortschreiten aus.

Arteriosklerotisch bedingte Gefäßveränderungen verursachen ein vermindertes Sauerstoffangebot, das sich durch fortschreitende Verengung der Herzkranzgefäße negativ auf die Versorgung beispielsweise des Herzmuskels auswirkt.

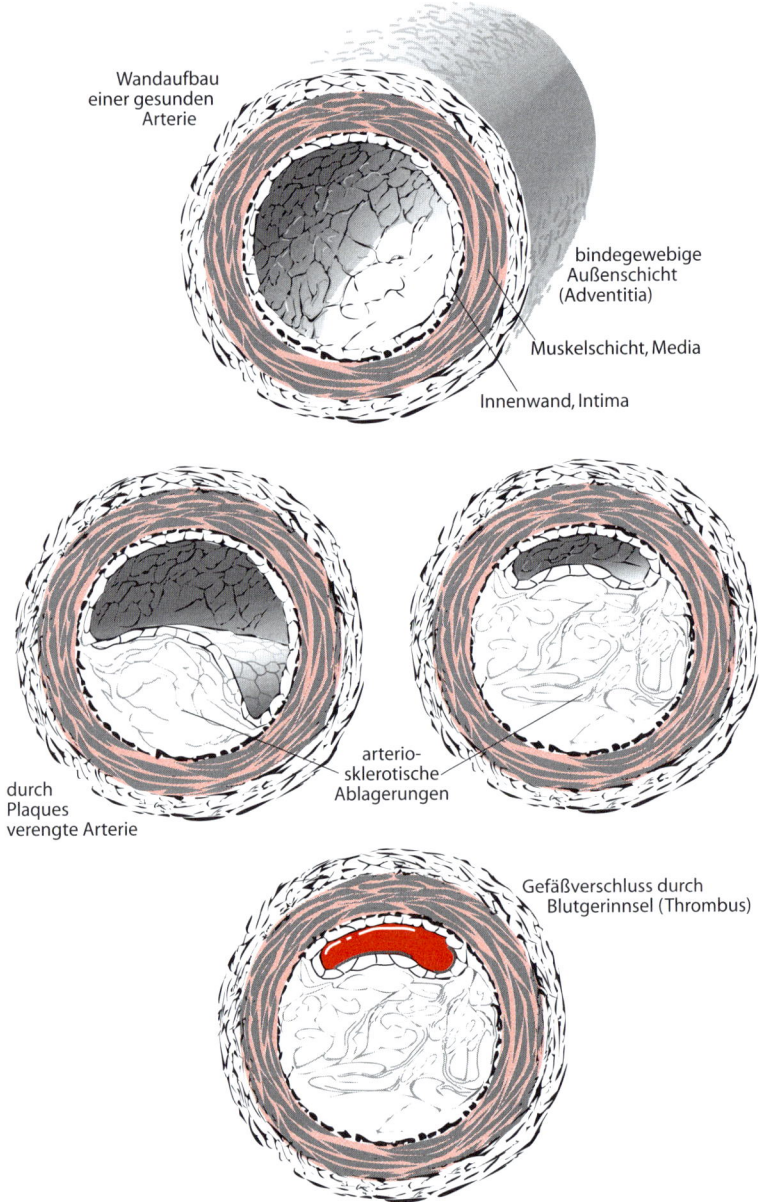

Abb. 2. Wandaufbau von gesunden und erkrankten Arterien (aus: Ennker/Bauer (2003) Operation am Herzen. Herzkranzgefäße Steinkopff Verlag, Darmstadt)

▮ **Verlauf einer Arteriosklerose.** Bei der Arteriosklerose (Abb. 2) lagern sich Fett und Kalk in zunehmendem Maß in den Gefäßwänden ab. Dabei wird das sog. Endothel geschädigt. Das Endothel ist eine ganz dünne, glatte Haut, die alle Arterien innen auskleidet, wie das Futter in Ihrem Mantel. Das Endothel sondert Botenstoffe ab, die Ihre Arterien erweitern. So ist z. B. erwiesen, dass regelmäßige Bewegung zu einer Ausschüttung des wichtigsten Botenstoffes führt und eine Arterienverkalkung verhindern kann. Sie können somit selbst dafür sorgen, dass Ihre Blutgefäße sich trotz Typ-2-Diabetes nicht verengen. Wenn das keine gute Nachricht ist!

▮ **Risikofaktoren der Arteriosklerose.** Die hauptsächlichen Risikofaktoren für die Entstehung der Arteriosklerose sind mittlerweile bekannt. Neben der Zuckerkrankheit sind dies:
- hoher Bluthochdruck
- hoher LDL-Cholesterin Anteil im Blut („böses" Blutfett)
- Übergewicht
- Stress
- Rauchen

Seit Jahren ist bekannt, dass bei Vorliegen eines Diabetes die hier aufgelisteten Risikofaktoren 3-fach stärker ins Gewicht fallen.

▮ Wie können Sie sich als Typ-2-Diabetiker vor einer Herzerkrankung schützen?

Dies ist die zentrale Frage, die sich aus den dargelegten Studienergebnissen ergibt. Sie sollten versuchen, Ihren Blutzucker so gut wie möglich einzustellen. Besondere Beachtung muss dabei der Blutzuckerwert finden, der 120 Minuten nach dem Frühstück gemessen wird. Dessen Höhe stellt nach einer Untersuchung an 25 000 Personen in 14 europäischen Ländern einen unabhängigen Risikofaktor für das Auftreten eines Herzinfarktes dar. Der Grund hierfür ist ein bei 76% aller Typ-2-Diabetiker über 140 mg/dl (7,8 mmol/l) erhöhter Blutzuckerwert nach dem Frühstück.

Wie ist das zu schaffen? Nach eigenen Beobachtungen aus unserer Schulung leistet eine diabetesgerechte Ernährung hier einen sehr großen Beitrag. Wertvolle Hinweise und Tipps finden Sie in diesem Buch (s. Kapitel 11). Ein weiterer wichtiger Beitrag, den Sie selbst zur Vorbeugung eines Herzinfarktes leisten können, ist körperliche Bewegung nach dem Frühstück. Auch hierzu finden sich zahlreiche Beispiele im vorliegenden Buch.

Wir wünschen Ihnen viel Spaß beim Studium des Buches. Lassen Sie sich von den Anregungen inspirieren und genießen Sie die hoffentlich resultierende überraschende Mischung aus Lebensfreude und erfrischender eigener Energie im Umgang mit Ihrem Diabetes.

2 Welche positiven Auswirkungen hat regelmäßiges körperliches Training bei Diabetes mellitus?

Prof. Dr. Dr. h. c. Wildor Hollmann, ein Pionier der sportmedizinischen Forschung, sagte einmal: „Die gesundheitliche Bedeutung von geeignetem Training und Sport stellt heute eine wissenschaftlich bewiesene Tatsache dar." […] „Es gibt kein Medikament und keine Maßnahme, die einen vergleichbaren Effekt hat wie das körperliche Training. Gäbe es ein solches Medikament mit solch hervorragenden Wirkungen und quasi ohne Nebenwirkungen, wäre jeder Arzt gehalten, es zu verschreiben."

Regelmäßige Bewegung hat Auswirkungen auf den Stoffwechsel, das Herz-Kreislaufsystem und die Atmung, auf Muskeln, Knochen und Gelenke, auf das Immunsystem, das Gehirn und die Psyche. Die Wirkung körperlicher Aktivität auf folgende Erkrankungen ist heute wissenschaftlich gesichert: Diabetes mellitus, Herzgefäßerkrankungen, Herzinfarkt, Herzschwäche, periphere arterielle Verschlusskrankheit (pAVK oder Schaufensterkrankheit), Bluthochdruck, Schlaganfall, Asthma und chronische Bronchitis, Osteoporose, verschiedene Krebserkrankungen und Depressionen. Dabei ist die regelmäßige Bewegung sowohl vorbeugend, als auch therapeutisch von großer Bedeutung. So konnten eine finnische und eine amerikanische Studie an Hochrisikopatienten nachweisen, dass das Auftreten einer Zuckerkrankheit um 58% gesenkt werden konnte durch täglich 30-minütiges zügiges Gehen kombiniert mit einer gesunden Ernährung. Auch Sie können es schaffen täglich 30 Minuten spazieren zu gehen. Schon das allein bringt großen Nutzen für Ihre Gesundheit.

Auswirkungen auf den Stoffwechsel

Jede längere körperliche Betätigung führt direkt zu einer *Senkung des Blutzuckerspiegels*. Denn bei körperlicher Belastung wird mehr Energie benötigt als in Ruhe. Diese Energie gewinnt der arbeitende Muskel aus Kohlenhydraten (=Zucker) und aus Fetten. Den Zucker entnimmt er nicht nur seinen eigenen Speichern und den Speichern der Leber, sondern auch dem Blut. Ist der Blutzucker erhöht, können sich schon geringe Belastungen auf den Blutzuckerspiegel auswirken – er sinkt!

Ganz besonders wichtig für Sie als Typ-2-Diabetiker ist, dass jede Art der Bewegung nicht nur zur Blutzuckersenkung, sondern auch zu einer *Steigerung der Insulinempfindlichkeit* führt. Wie bereits in der Einleitung beschrieben, haben Sie mehr als genug Insulin im Blut. Aufgrund der bestehenden Insulinresistenz gelingt es diesem Hormon trotzdem nicht, den Weg für die Zuckerverbrennung in der Muskulatur frei zu machen.

Durch körperliche Bewegung können Sie dafür sorgen, dass Ihre Muskelzellen wieder sensibler für Insulin werden und die Insulinresistenz entscheidend reduziert wird. Man spricht auch vom „Durchbrechen der Insulinresistenz". In großen Studien konnte gezeigt werden, dass ein mehr an Bewegung besser wirkt als so manche Tablette!

Regelmäßige Bewegung führt zu einer Vermehrung der Zuckerspeicher in Muskeln und Leber, so dass praktisch mehr Energiereserven vorhanden sind. Ferner verbessert sich die Fähigkeit des Blutes Sauerstoff zu transportieren, sowie die Fähigkeit des Muskels, diesen Sauerstoff auszuschöpfen. All das hat zur Folge, dass Sie körperlichen Belastungen besser gewachsen sind.

Auch auf den Fettstoffwechsel wirkt sich mehr Bewegung positiv aus. Typisch ist beim Diabetiker eine *Fettstoffwechselstörung*, die durch erhöhte Triglyzeridwerte, erniedrigtes HDL-Cholesterin (das gute) und ein erhöhtes LDL-Cholesterin (das schlechte) gekennzeichnet ist. Es ist wissenschaftlich erwiesen, dass durch regelmäßige Bewegung eine Senkung der Triglyzeride und des LDL-Cholesterins, sowie eine Vermehrung des HDL-Cholesterins stattfinden. Dies ist ein wichtiger Schutzmechanismus vor der Arterienverkalkung, der Arteriosklerose.

Je besser der Trainingszustand einer Person ist, desto höher ist der Anteil der Fettverbrennung am Gesamtenergieverbrauch. Das bedeutet: die Kohlenhydratspeicher werden geschont und das Durchhaltevermögen bei körperlichen Belastungen gesteigert.

Weit über die Hälfte aller Typ-2-Diabetiker leiden an Übergewicht. Ursache ist ein Missverhältnis von Energiezufuhr und Energieverbrauch. Oft werden täglich nur geringe Kalorienmengen (z. B. 100 Kalorien) zu viel zugeführt, die über Jahre das Übergewicht entstehen lassen. Regelmäßige körperliche Aktivitäten (z. B. 15 Minuten Dauerlauf) könnten diese überschüssigen Kalorien verbrauchen und so die Entstehung des Übergewichts verhindern bzw. das bereits vorhandene Übergewicht reduzieren.

Es gilt eine ganz einfache Formel zum Abnehmen:

Der Energieverbrauch muss größer sein als die Energiezufuhr (s. Kapitel 11).

█ Auswirkungen auf das Herz-Kreislaufsystem

Viele Typ-2-Diabetiker leiden unter Arteriosklerose, einer der häufigsten Folgeerkrankungen des Diabetes. Sie kann sich äußern in Form von Durchblutungsstörungen der Beine, Schlaganfall, koronarer Herzkrankheit (Herzkranzgefäßverengung) oder gar Herzinfarkt.

Internationale Studien haben gezeigt, dass körperlich aktive Menschen verglichen mit körperlich inaktiven ein fast um die Hälfte reduziertes Risiko der koronaren Herzkrankheit aufweisen. Das gilt in besonderem Maße für Diabetiker! Auch konnte nachgewiesen werden, dass nach einem Herzinfarkt ein regelmäßiges Trainingsprogramm von mindestens 2-mal wöchentlich in der Lage ist, das Risiko eines erneuten Infarktes um 25% und das Sterberisiko um 20% zu reduzieren. Bei einem wöchentlich zusätzlichen Kalorienverbrauch von 2200 kcal (das entspricht etwa 8,5 Stunden Training pro Woche) konnte sogar eine Rückbildung der Herzkranzgefäßverengung beobachtet werden. Das ist Ihre Chance sogar diabetesbedingten Begleit- und Folgerkrankungen wirksam zu begegnen.

Folgende Wirkungen regelmäßiger körperlicher Aktivität auf das Herz-Kreislaufsystem sind wissenschaftlich gesichert:

Zu Beginn eines regelmäßigen Bewegungsprogramms kommt es zunächst zu einer Verbesserung der Koordination (= Zusammenspiel von Zentralnervensystem und Muskulatur) oder im weitesten Sinne der Geschicklichkeit. Das bedeutet, eine bislang ungeübte Bewegung wird ökonomischer durchgeführt, so dass der Energieaufwand geringer wird. Gleichzeitig verbessert sich der Trainingszustand der Muskeln: Durchblutung und Sauerstoffausnutzung der arbeitenden Muskulatur werden verstärkt. Regelmäßige Bewegung führt außerdem zu einer Verringerung der Produktion von Stresshormonen. Diese Veränderungen bewirken folgende *Anpassungserscheinungen am Herzen*:

▌ Verringerung der Herzschlagzahl in Ruhe und bei Belastung
▌ Vergrößerung der Blutmenge, die das Herz pro Herzschlag pumpt
▌ Senkung vor allem des systolischen (oberer Blutdruckwert), aber auch des diastolischen (unterer Blutdruckwert) Blutdrucks
▌ Verlängerung der Durchblutungszeit des Herzmuskels;
die Durchblutung der Herzkranzgefäße erfolgt in der Erschlaffungsphase (Diastole) des Herzmuskels, also in dem Moment, in dem sich das Herz wieder mit Blut füllt. Dieser kurze Zeitraum wird verlängert, so dass dem Herzmuskel mehr Zeit für seine eigene Durchblutung zur Verfügung steht.

Daraus ergeben sich folgende Konsequenzen für die Herzarbeit:
▌ Die Leistungsfähigkeit des Herzens steigt.
▌ Das Herz arbeitet ökonomischer und braucht infolgedessen weniger Sauerstoff für eine gegebene Belastung.

Dieses ist für Diabetiker mit Herzkranzgefäßverengung von entscheidender Bedeutung. Denn die Herzbelastung wird enorm gesenkt.

Veränderungen an den Blutgefäßen: Ein Grund für die Senkung des arteriellen Blutdrucks ist eine Verbesserung der Elastizität der Blutgefäße, das heißt der Fähigkeit der Blutgefäße, sich weit zu stellen.

Veränderungen des Blutes: Ein regelmäßiges Training hat positive Auswirkungen auf die Fließeigenschaften des Blutes. Die Flexibilität der roten Blutkörperchen wird gesteigert und die Blutplättchen, die für die Blutgerinnung verantwortlich sind, neigen weniger zur Verklumpung. Die Fähigkeit des Blutes, vorhandene Blutgerinnsel von selbst wieder aufzulösen, verbessert sich ebenfalls. Folge ist eine Reduktion des Thromboserisikos und damit auch des Risikos einen Herzinfarkt, Schlaganfall oder eine Lungenembolie zu erleiden.

Auswirkungen auf Muskeln, Knochen und Gelenke

Eine kräftige Muskulatur wirkt sich also einerseits auf den Stoffwechsel und auf das Herz-Kreislaufsystem aus, ist aber andererseits auch enorm wichtig, um das gesamte Knochengerüst gesund und fit für den Alltag zu halten. Ist die Muskulatur schwach, so ist auch der Knochen nicht besonders stabil. Zug- und Druckbelastungen, wie sie verstärkt bei Übungen zur Steigerung der Muskelkraft auftreten, wirken knochenbildend. Bewegungsarmut dagegen begünstigt die Osteoporoseerkrankung, die insbesondere Frauen nach den Wechseljahren betrifft.

Viele Diabetiker leiden aufgrund ihres hohen Körpergewichts unter Gelenkarthrosen, also Verschleißerscheinungen der Gelenkknorpel. In erster Linie sind Knie- und Hüftgelenke sowie die Wirbelsäule betroffen. Die Kräftigung der Muskulatur ist in diesen Fällen besonders wichtig. Sie trägt zur Entlastung von Gelenken und Wirbelsäule bei. Es gilt allerdings die richtige Bewegungsform zu finden, die auf die geschädigten Strukturen schonend und nicht zusätzlich belastend wirkt. Beispielsweise wäre Treppen- oder Bergsteigen nicht unbedingt geeignet bei starker Kniegelenksarthrose. Hier käme eher das Radfahren in der Ebene, das Schwimmen oder eine Wassergymnastik in Frage, da die Belastung für die Kniegelenke hier wesentlich geringer ausfällt. Bewegung fördert die Bildung von Gelenkschmiere. Diese ist wie der berühmte „Tropfen Öl" für das „eingerostete" Gelenk. Zudem versorgt sie den Gelenkknorpel mit allen erforderlichen Nährstoffen.

Bedingt durch permanente Schmerzen nimmt der Körper automatisch eine Schonhaltung ein. Diese führt zu Verkürzungen bestimmter Muskeln, die wiederum die Schmerzen verstärken und die Gelenkbeweglichkeit stark einschränken. Gezielte Dehnübungen für die entsprechenden Muskeln können hier helfen, die Symptomatik zu verbessern.

Bei starken Gelenkbeschwerden empfiehlt sich eine krankengymnastische Behandlung, bei Rückenbeschwerden auch der Besuch einer Rückenschule.

Auswirkungen auf das Immunsystem

Wer regelmäßig körperlich aktiv ist, ist weniger krank. Der Grund liegt in einer *Stärkung des Immunsystems*. Bakterien, Viren, aber auch Tumorzellen können durch die körpereigene Abwehr besser bekämpft werden. Als Folge kommt es weniger häufig zum Auftreten von Erkältungskrankheiten oder grippalen Infekten. Dies gilt allerdings nicht für den Leistungssport. Durch große Anstrengungen wird das Immunsystem eher geschwächt und es kommt zu häufigeren Erkrankungen. Stress in jeglicher Form wirkt sich ebenfalls negativ auf das Immunsystem aus.

Auch bezüglich verschiedener Krebserkrankungen konnte der moderaten körperlichen Aktivität ein vorbeugender Effekt attestiert werden. Dabei spielt der Zusammenhang zwischen Immunsystem und Psyche eine große Rolle.

Auswirkungen auf Gehirn und Psyche

Ein Mehr an Bewegung wirkt nicht nur den altersbedingten körperlichen, sondern auch den geistigen Leistungsverlusten entgegen. Wissenschaftliche Untersuchungen konnten zeigen, dass die *Gehirndurchblutung* bei körperlicher Arbeit *gesteigert* wird, und dass es einen Zusammenhang gibt zwischen körperlicher Fitness und geistiger Gesundheit und Wohlbefinden.

Bewegung trägt außerdem dazu bei, nach erlittenen Erkrankungen wie z. B. Herzinfarkt, wieder Selbstvertrauen zu gewinnen und Bewegungsängste und psychischen Stress abzubauen. Ein besonders schönes *Erfolgserlebnis* für den Patienten mit Diabetes ist die Blutzuckersenkung nach dem Sport. In unserer hauseigenen Diabetikerschulung, in der Bewegung neben der Ernährung das wichtigste Element ist, machen viele Teilnehmer diese Erfahrung. Blutzuckerwerte, die vor einem 20-minüten Training auf einem Ergometer stark erhöht waren, sinken schon nach kurzen, wenig anstrengenden Belastungen auf Normalwerte ab. Das spornt an, weiter zu machen.

Das entscheidende Argument für regelmäßige körperliche Bewegung ist die Steigerung des Wohlbefindens. Man fühlt sich auch im Alltag leistungsfähiger; dadurch wachsen das Selbstvertrauen und die Freude an der Bewegung.

Um regelmäßig aktiv zu bleiben, empfiehlt sich die Teilnahme an einer ambulanten Diabetessportgruppe. Der soziale Kontakt zu Gleichgesinnten innerhalb einer Sportgemeinschaft ist für viele Menschen mit Diabetes von großer Bedeutung. Denn Freude und Spaß in der Gruppe tut nicht nur Ihrem Körper, sondern auch der Seele gut.

Unterzuckerung (Hypoglykämie)

Wenn Sie Insulin spritzen, besteht bei körperlichen Belastungen die Gefahr der Unterzuckerung. Eine Unterzuckerung könnte auftreten, wenn die durchgeführte Tätigkeit anstrengender ist als gewohnte tägliche Verrichtungen.

Warum ist das so? Ihre Insulindosis ist angepasst an Ihren gewöhnlichen Tagesablauf und an die Kohlenhydratmenge, die Sie zu sich nehmen. Sofern Sie genügend Kohlenhydrate essen und sich körperlich nicht außergewöhnlich belasten, sollte im Normalfall keine Unterzuckerung auftreten. Arbeiten Ihre Muskeln allerdings stärker, verbrauchen sie natürlich auch mehr Energie.

Wie funktioniert die Energiebereitstellung im Körper? Die Energie wird den Muskeln einerseits in Form von Zucker, andererseits in Form von Fetten zur Verfügung gestellt. Der benötigte Zucker stammt

- aus dem Blut (Blutzucker),
- aus Speichern in der Muskulatur und
- aus der Leber, die ihrerseits größere Mengen Glukose speichern und aus Nichtkohlenhydraten sogar Glukose herstellen kann.

Zu Beginn einer körperlichen Belastung wird die Energie zum größten Teil aus dem Blutzucker und aus den Zuckerspeichern der Muskeln gewonnen. Mit zunehmender Dauer der Belastung steigt die Zuckerabgabe aus der Leber sowie der Anteil der Fette an der Energiebereitstellung. Erst bei längeren Ausdauerbelastungen stellt die Leber Glukose aus Nichtkohlenhydraten her.

Insulin hat dabei folgende Aufgaben:

▌ Es öffnet die Muskelzelle für den Zucker, der dort verbrannt und zu Energie umgewandelt wird.

▌ Es sorgt für die Speicherung der aufgenommenen Nährstoffe in den Muskeln, in der Leber und im Fettgewebe.

▌ Die Anwesenheit größerer Mengen Insulin hemmt die Freisetzung von Zucker und Fetten aus den Speichern.

Was passiert bei Bewegung? Mit Beginn einer körperlichen Aktivität erhöht sich die Empfindlichkeit der Muskelzellen für Insulin. Das führt dazu, dass die Muskelzellen viel weniger Insulin benötigen, um die gleiche Menge Zucker aus dem Blut aufzunehmen. Daraufhin bremst die Bauchspeicheldrüse sofort die Insulinproduktion. Denn zu viel Insulin würde die Freisetzung der Energie aus den Speichern hemmen.

Haben Sie als Diabetiker bereits Ihre normale Insulindosis gespritzt, so ist in Ihrem Körper schon ein gewisses Depot an Insulin vorhanden. Im Zusammenhang mit ungewohnter Muskelarbeit könnte dieses zu einer Unterzuckerung führen. Denn die zu große Menge Insulin im Blut hemmt die Freisetzung von Zucker und Fetten aus den Speichern. Die Energie, die die Muskeln für ihre Arbeit benötigen, wird in erster Linie aus dem Blutzucker gewonnen. Folglich sinkt der Blutzuckerspiegel ab. Ist der Blutzucker zu Beginn der körperlichen Aktivität hoch, sorgt die Muskelarbeit meistens für eine Normalisierung des Blutzuckerwertes. Liegt der Blutzucker allerdings vor der Aktivität im normalen bis niedrigen Bereich, könnte sich möglicherweise eine Unterzuckerung während der Belastung entwickeln.

Auch bei *Einnahme von Sulfonylharnstoffen* und *Gliniden* kann es zu Unterzuckerungen kommen. Diese Medikamente regen die Bauchspeicheldrüse zu vermehrter Insulinproduktion an. Im Zusammenhang mit körperlicher Belastung kann diese Menge an Insulin zu einer zu starken Blutzuckersenkung führen. Glinide sollten Sie immer nur dann einnehmen, wenn Sie auch eine Mahlzeit zu sich nehmen. Dann ist die Gefahr einer Unterzuckerung ganz gering. Die modernen Sulfonylharnstoffe haben den Vorteil, dass Sie nur einmal am Tag eine Tablette schlucken müssen; sie wirken also sehr lange. Der Nachteil ist, dass es bei länger andauernden, ungewohnten körperlichen Aktivitäten zu Unterzuckerungen kommen kann. Besprechen Sie deshalb z. B. geplante, länger dauernde Wanderungen mit Ihrem Hausarzt. Der weiß, was zu tun ist.

Wenn Sie Insulin spritzen oder Sulfonylharnstoffe bzw. Glinide einnehmen, sollten Sie die Anzeichen einer Unterzuckerung kennen. Eine Unterzuckerung liegt dann vor, wenn der Blutzucker unter 60 mg/dl (2,8 mmol/l) abgefallen ist.

Man unterscheidet leichte, mittelschwere und schwere Unterzuckerungen. Mögliche *Anzeichen einer leichten Unterzuckerung* sind z. B. Schweißausbruch, Herzklopfen, Kribbeln an den Lippen, Heißhunger, Zittern besonders der Finger, Koordinations- und Muskelschwäche. Die Symptome sind bei jedem Diabetiker unterschiedlich ausgeprägt und können sich auch im Laufe der Zeit verändern. Je länger Sie bereits an Diabetes erkrankt sind, desto größer ist die Gefahr, dass das Gespür, eine Unterzuckerung rechtzeitig zu bemerken, verloren geht. Manche Kliniken bieten spezielle Hypoglykämieschulungen an, um die Wahrnehmung von Unterzuckerungen zu verbessern.

Die *mittelschwere Unterzuckerung* ist dadurch gekennzeichnet, dass das Denken, Handeln, Sprechen und Orientieren zunehmend schwerer fällt. Der Betroffene wirkt, als sei er betrunken. Bei der *schweren Unterzuckerung* kommt es zur Bewusstlosigkeit. Der Betroffene ist nicht mehr ansprechbar.

Ursachen für die Unterzuckerung können, wie bereits erwähnt, ungewohnte körperliche Anstrengungen sein, aber auch eine zu geringe Kohlenhydratzufuhr oder eine zu hohe Insulin- bzw. Tablettendosis (bei Sulfonylharnstoffen). Auch der Genuss von Alkohol kann eine Unterzuckerung begünstigen – insbesondere im Zusammenspiel mit sportlichen Aktivitäten.

Gegenmaßnahme bei einer leichten Unterzuckerung ist die sofortige Aufnahme schnell wirkender Kohlenhydrate wie z. B. Traubenzucker, Fruchtsaft, Cola (keine Diätprodukte!). Eine BE steigert den Blutzucker um 20–45 mg/dl (1,1–2,5 mmol/l). Zusätzlich sollten besonders bei mittelschweren Unterzuckerungen langsam wirkende Kohlenhydrate gegessen werden wie z. B. Brot, Müsliriegel, Obst. Das verhindert ein späteres erneutes Absinken des Blutzuckers, da schnell wirkende Kohlenhydrate nicht nur einen raschen Blutzuckeranstieg bewirken, sondern auch schnell wieder abgebaut werden.

Ist es bei einem Patienten zu einer schweren Unterzuckerung mit Bewusstlosigkeit gekommen, bedarf er fremder Hilfe. Die Erste Hilfe besteht zunächst aus stabiler Seitenlagerung und der Verständigung des Arztes. Ist ein Ersthelfer mit der Krankheit gut vertraut, z. B. der Ehepartner, so kann er dem Betroffenen eine Glukagonspritze verabreichen. Glukagon ist ein Gegenspieler des Insulins und bewirkt eine Glukoseausschüttung der Leber, so dass der Patient wieder zu Bewusstsein kommt. Keine Wirkung hat die Glukagonspritze bei vorherigem Alkoholgenuss. Auf keinen Fall darf dem Patienten Flüssigkeit eingeflößt werden, er könnte daran ersticken. Der Arzt verabreicht ihm eine Glukoseinfusion direkt in die Vene, so dass der Patient schnell das Bewusstsein wiedererlangt. Danach sollte er 3 bis 4 schnelle BE zu sich nehmen und nachforschen, warum es zu dieser Unterzuckerung gekommen ist.

Beim Sport oder auch bei anderen körperlich anstrengenden Arbeiten, wie Hausputz oder Gartenarbeit wird die Gefahr der Unterzuckerung von vielen Diabetikern unterschätzt. Die Unterzuckerung kann sich oft sehr schnell entwickeln, da die Muskeln dem Blut große Mengen Zucker entnehmen. Es besteht die Gefahr, dass die drohende Unterzuckerung entweder erst zu spät oder auch gar nicht erkannt wird. Denn bei körperlicher Anstrengung ist die Wahrnehmung erschwert. Symptome wie Schwitzen, Herzklopfen, Zittern, oder Muskelschwäche können auch Anzeichen einer großen Anstrengung sein und sind dann nur schwer von der eventuellen Unterzuckerung zu unterscheiden. Deshalb ist der sicherste Weg, die Unterzuckerung zu vermeiden, die Blutzuckermessung vor, während und nach der Belastung. Bei niedrigen Werten können Sie durch zusätzliche Kohlenhydrataufnahme einer Unterzuckerung sehr einfach vorbeugen.

Kommt es beim Sport zu Unterzuckerungen, ist damit vielfach ein hohes Verletzungsrisiko verbunden, z. B. Stürze beim Laufen oder mit dem Fahrrad. Sogar lebensgefährlich kann sich die Unterzuckerung auswirken beim Schwimmen in offenen Gewässern oder bei Sportarten wie Surfen, Segeln, Tauchen, Segelfliegen, Drachenfliegen, Bergsteigen oder Motorsport.

❚ Überzuckerung (Hyperglykämie)

Der zu hohe Blutzucker, der zu einer *hyperglykämischen Stoffwechselentgleisung* führen kann, ist ein weiteres Problem, mit dem Sie als Diabetiker rechnen müssen. Überzuckerung tritt jedoch viel, viel seltener auf als Unterzuckerung. Denn eine hyperglykämische Stoffwechselentgleisung entwickelt sich nicht so schnell wie eine Unterzuckerung. Sie kann durch regelmäßiges Blutzuckermessen meist rechtzeitig erkannt werden. Hauptsächlich betrifft sie Typ-1-, ganz selten Typ-2-Diabetiker.

Welche Formen der hyperglykämischen Stoffwechselentgleisung gibt es? Es gibt drei Formen der hyperglykämischen Stoffwechselentgleisung. Eine Form ist die *einfache Überzuckerung*, ein Missverhältnis zwischen Zuckerverbrauch und Zuckerangebot mit einem deutlichen Überhang des Angebotes.

Ursachen einer Hyperglykämie sind:
- ❚ viel zu geringe oder gar keine Insulinzufuhr
- ❚ Aufnahme zu großer Mengen an Kohlenhydraten
- ❚ akute Infekte (z. B. Fieber, Erkältungen, Harnwegsinfektionen)
- ❚ defekter Pen oder defekte Insulinpumpe
- ❚ Einnahme von Medikamenten wie Kortison oder Entwässerungsmittel

Anzeichen einer Hyperglykämie können sein:
- ❚ starker Harndrang
- ❚ großer Durst
- ❚ Bauchschmerzen, Übelkeit, Erbrechen
- ❚ Azetongeruch der Ausatemluft
- ❚ Müdigkeit, allgemeine Schwäche

Die zweite Form bezeichnet man als *Ketoazidose*. Sie kann ab einem Blutzuckerwert von 250 mg/dl (14,0 mmol/l) auftreten, wenn gleichzeitig ein absoluter Insulinmangel vorliegt, also kein Insulin mehr im Körper vorhanden ist. Beim Patienten mit Typ-1-Diabetes produziert die Bauchspeicheldrüse kein eigenes Insulin mehr, deshalb ist für ihn diese Gefahr immer präsent, wenn er zum Beispiel vergisst, sein Insulin zu spritzen. Da der Patient mit Typ-2-Diabetes in den meisten Fällen noch genug eigenes Insulin hat, ist die Gefahr der Ketoazidose für ihn nur sehr gering. Wenn kein Insulin im Körper vorhanden ist, das die Zellen für die Zuckeraufnahme aufschließt, kann Zucker aus dem Blut nicht in die Zellen gelangen. Um Energie zu gewinnen, verbrennt die Muskelzelle Fette anstelle von Zucker. Dabei kommt es zur Produktion so genannter Ketonkörper, die zuhauf ins Blut abgegeben werden. Die Abwesenheit von Insulin führt darüber hinaus dazu, dass die Leber Zucker ausschüttet. Als Folge steigt der Blutzuckerspiegel noch weiter an und es kommt zu einem großen Wasserverlust. Dieser Verlust großer Flüssigkeitsmengen führt auch zum Verlust von Mineralien, wie Natrium und Kalium. Das Blut übersäuert und der Stoffwechsel entgleist. Ein diabetisches Koma kann die Folge sein. Da bei körperlicher Aktivität Stresshormone produziert werden, die Blutzucker steigernd wirken, wird die Ketoazidose durch Muskelarbeit verschlimmert. Eine sportliche Belastung in diesem Zustand würde den Blutzucker nicht senken, sondern sogar noch weiter ansteigen lassen.

Im Zustand der Ketoazidose sollten Sie unbedingt jede körperliche Anstrengung vermeiden!

Sie können eine Ketoazidose feststellen, indem Sie einen so genannten Keton- oder Azetontest durchführen. Azeton ist eine Form der Ketonkörper und kann im Blut oder im Urin gemessen werden.

Wie geht das? Messen Sie vor jeder körperlichen Belastung ihren Blutzucker. Liegt dieser über 250 mg/dl (14,0 mmol/l), sollten Sie einen Azetontest durchführen. Fällt der Azetontest positiv aus, ist jede körperliche Anstrengung zu vermeiden.

Gegenmaßnahmen:
▌ Insulin spritzen (Normal- oder Analoginsulin)
▌ viel trinken
▌ körperliche Belastung vermeiden
▌ Ursachen behandeln (z. B. grippale Infekte)

Sind Sie mit den Korrekturregeln gut vertraut, so können Sie versuchen, die Situation selbst in den Griff zu bekommen. Ist dies nicht der Fall, sollten Sie sich umgehend an Ihren Diabetologen oder an eine Notfallaufnahme wenden.

Sie hatten noch nie einen so hohen Blutzucker oder spritzen kein Insulin? Dann sollten sie sich für den Fall der Fälle merken, dass der positive Azetontest ein Notfall ist, der Sie umgehend zum Hausarzt oder in eine Notfallambulanz führen muss.

Die dritte Form der hyperglykämischen Stoffwechselentgleisung ist das *Austrocknungskoma* („hyperosmolares Koma"). Es betrifft in erster Linie Typ-2-Diabetiker, deren Bauchspeicheldrüse nur noch geringe Mengen an Insulin produziert. Das hyperosmolare Koma ist ein lebensbedrohlicher Zustand und kann bei sehr hohen Blutzuckerwerten von meist mehr als 400–600 mg/dl auftreten.

Ursache ist ebenfalls ein Insulinmangel. Möglicherweise wurde zu wenig Insulin gespritzt oder es wurden zu geringe Mengen blutzuckersenkende Medikamente eingenommen. Eventuell ist es auch ein Anzeichen dafür, dass die bisherige Medikation nicht mehr ausreicht und mehr Insulin gespritzt werden muss, da die Bauchspeicheldrüse nicht mehr genügend körpereigenes Insulin produzieren kann. Sehr häufig steht das Austrocknungskoma im Zusammenhang mit einem schweren akuten Infekt, zum Beispiel einer Lungenentzündung. Auch Medikamente wie Kortison oder Entwässerungsmittel können den Zustand des hyperosmolaren Komas begünstigen. Ist der Blutzucker hoch, wird die so genannte Nierenschwelle überschritten. Sie liegt bei 180 mg/dl (10,0 mmol/l). Das bedeutet, es wird Zucker über den Urin ausgeschieden. Dieser Zucker zieht Wasser nach sich, so dass es zu verstärktem Wasserlassen und vermehrtem Durst kommt. Mit dem Wasser gehen gleichzeitig Mineralien verloren. Der Verlust an Mineralien kann zu Muskelschwächen, Muskelkrämpfen oder auch zu Herzrhythmusstörungen führen. Kann der Flüssigkeitsverlust durch Trinken nicht mehr ausgeglichen werden, besteht die Gefahr der Austrocknung des Körpers bis hin zum Koma.

Anzeichen eines drohenden hyperosmolaren Komas sind neben den bereits genannten:
- ▌ ausgetrocknete Schleimhäute
- ▌ Schwindel, niedriger Blutdruck
- ▌ Herzrasen

▌ Kreislaufzusammenbruch
▌ Bewusstlosigkeit
▌ meist keine Ketonkörper im Blut oder Urin

Der Betroffene bedarf ärztlicher Hilfe. *Gegenmaßnahmen* sind Insulinzufuhr und die Infusion einer Kochsalzlösung.

Was können Sie selbst zur Vorbeugung tun? Messen Sie regelmäßig Ihren Blutzucker! Dann können Sie ein drohendes Austrocknungskoma rechtzeitig erkennen und sich in ärztliche Behandlung begeben, bevor es zum Kreislaufzusammenbruch kommt. Trinken Sie täglich mindestens drei Liter Flüssigkeit.

4 Welche Faktoren beeinflussen den Blutzucker bei Bewegung?

Wenn Sie regelmäßig vor und nach körperlichen Aktivitäten Ihren Blutzucker messen, werden Sie feststellen, dass der Blutzuckerspiegel immer wieder unterschiedlich ausfällt – je nach Art der Muskeltätigkeit, Tages- oder Jahreszeit. Es gibt viele Faktoren, die Einfluss auf den Blutzuckerspiegel haben.

Wie Sie bereits im Kapitel „Unterzuckerung" lesen konnten, kann es bei Diabetikern, die Insulin spritzen oder Sulfonylharnstoffe bzw. Glinide einnehmen, zu Unterzuckerungen kommen. Für sie gilt die Regel: *Messen Sie vor und nach körperlichen Belastungen Ihren Blutzucker. Nehmen Sie lieber einen etwas erhöhten Blutzuckerspiegel in Kauf, als das Risiko einer Unterzuckerung.* Sollten Sie sich nicht sicher sein, ob Ihre Tabletten zu Unterzuckerungen führen können, so fragen Sie bitte Ihren Arzt oder Apotheker.

Werden Sie rein diätetisch oder mit anderen als den oben genannten Medikamenten behandelt, brauchen Sie diese Blutzuckermessungen nicht durchzuführen. Für Sie besteht keine Gefahr der Unterzuckerung! Je mehr Sie sich bewegen, desto größer ist Ihre Chance, dass Ihre Zuckerkrankheit über längere Zeit ohne Insulin gut behandelbar ist. Ist das nicht eine gute Nachricht?

Art, Intensität und Dauer der Bewegung

Je mehr Muskelgruppen an einer Bewegung beteiligt sind, desto stärker fällt der Blutzuckerspiegel ab. Bewegungen, bei denen der ganze Körper im Einsatz ist, wie beispielsweise Schwimmen, Skilanglauf, Radfahren oder Nordic Walking (zügiges Gehen mit Stöcken) sind dem zufolge besonders günstig.

Die Blutzuckersenkung ist aber auch von der Intensität der Bewegung abhängig. Empfinden Sie eine Aktivität als „etwas anstrengend", wird Ihr Blutzucker voraussichtlich stärker absinken, als wenn die Bewegung für Sie „sehr leicht" ist. Gehen Sie zum Beispiel ein zügiges Wandertempo, werden Sie mehr Zucker verbrauchen, als beim langsamen Spazierengehen.

Allerdings können extrem hohe Belastungen, wie sie beispielsweise bei einem sportlichen Wettkampf auftreten, durch eine Ausschüttung großer Mengen von Stresshormonen ins Gegenteil umschlagen und zu Blutzuckeranstiegen führen. Vermeiden Sie deshalb sehr anstrengende, erschöpfende Belastungen! Wählen Sie lieber eine *leichte bis mittlere Belastungsintensität*!

Relativ leichte Muskelaktivität kann den Blutzucker ebenfalls weit absenken. Denn die Dauer – also Ihre *Ausdauer* – spielt eine entscheidende Rolle. Wenn Sie sich 30 Minuten und mehr bewegen, wird Ihr Blutzuckerspiegel ganz sicher sinken.

▌ Stress

Bewegung darf nie Stress für Sie sein. Leidet Ihr Körper unter irgendeiner Form von Stress, werden verstärkt Stresshormone produziert.

Beispiel: Ein Sportler ist sehr ehrgeizig und will sein Tennisspiel unbedingt gewinnen. Im Training sinkt sein Blutzuckerspiegel immer ab. Unter Wettkampfbedingungen, jedoch bei gleich langer Spielzeit, steigt sein Blutzuckerspiegel!

Es gibt Situationen, die für den Einzelnen großen Stress bedeuten können: zum Beispiel Angst vor dem Aufenthalt im Wasser, vor Verletzung insbesondere durch Überbelastung oder Unterzuckerung. Suchen Sie sich für Ihr regelmäßiges Bewegungsprogramm Aktivitäten aus, die bei Ihnen nicht zu Stress führen.

Leiden Sie im Alltag unter Stress? Dann tun Sie etwas, das Ihnen Freude macht und entspannend wirkt, wie zum Beispiel ein Spaziergang oder eine kleine Radtour in schöner Umgebung. Gönnen Sie sich eine Pause und nutzen die Möglichkeit, durch Bewegung

Ihren Stress abzubauen. Eine weitere Möglichkeit Stress zu bewältigen, ist das Erlernen eines Entspannungstrainings, wie „Autogenes Training", „Tiefenmuskelentspannung nach Jacobsen" oder „Qi Gong". Volkshochschulen und Krankenkassen bieten zu diesem Thema eine Vielfalt von Kursen an.

Trainingszustand

Wussten Sie, dass Ihr Blutzucker weniger stark absinkt im Vergleich zu einem Menschen der vollkommen untrainiert ist, wenn Sie regelmäßig mehr als 2 Stunden pro Woche Sport treiben? Dies ist das Ergebnis einer an unserer Klinik durchgeführten Untersuchung. Während trainierte Patienten bei einer 30-minütigen Belastung mittlerer Intensität auf dem Laufband eine Blutzuckersenkung von durchschnittlich 40 mg/dl (12–44 mg/dl) aufwiesen, sank der Blutzuckerspiegel bei Untrainierten sogar um 67 mg/dl (39–96 mg/dl) ab.

Dies hat folgende Gründe: Der Diabetiker, der sich mehr bewegt, hat größere Zuckerspeicher in Muskeln und Leber. Außerdem ist er in der Lage, größere Mengen an Fettsäuren zu verbrennen. Die Fettverbrennung erfordert jedoch sehr viel mehr Sauerstoff als die Verbrennung von Kohlenhydraten. Da das Blut des Trainierten mehr Sauerstoff transportieren und auch der Muskel den Sauerstoff besser verwerten kann, ist der Anteil der Fette am Gesamtenergieverbrauch größer. Der Blutzucker wird dadurch geschont. Außerdem ist die Bewegungskoordination einer geübten Person besser als die einer ungeübten Person. Durch geschickte Bewegungen ist der Muskeleinsatz des Geübten ökonomischer. Das spart ebenfalls Energie. Die Unterzuckerungsgefahr ist folglich beim trainierten insulinpflichtigen Diabetiker geringer als beim untrainierten.

Wenn Sie also lange Zeit körperlich wenig aktiv waren, sollten Sie mit einer stärkeren Blutzuckersenkung rechnen. Möchten Sie eine für Sie vollkommen neue Sportart erlernen, dann beachten Sie bitte, dass besonders in der anfänglichen Lernphase das Blutzuckerverhalten anders sein könnte, als Sie es gewohnt sind.

Art, Menge und Zeitpunkt der vorher aufgenommenen Kohlenhydrate

Die Art der Kohlenhydrate, die Sie vor der körperlichen Aktivität zu sich genommen haben, bestimmt ebenfalls das Blutzuckerverhalten. Schnell wirkende Kohlenhydrate, wie Traubenzucker oder Fruchtsäfte heben den Blutzuckerspiegel zwar schnell an, sind aber auch rasch wieder abgebaut. Damit der Blutzucker über längere Zeit konstant bleibt, sind langsam wirkende Kohlenhydrate (Mehrfachzucker), wie beispielsweise Obst, Vollkornbrot oder Müsli zu empfehlen.

Liegt der Zeitpunkt der Kohlenhydrateinnahme zu kurz vor Beginn der körperlichen Belastung, könnte der Körper möglicherweise die Entscheidung treffen, die Verdauung langsam wirkender Kohlenhydrate erst einmal bis zum Ende der Belastung zurückzustellen. Haben Sie gleichzeitig Insulin gespritzt, würde die Anhebung des Blutzuckerspiegels eventuell zu spät erfolgen, und es könnte im Laufe der Aktivität zur Unterzuckerung kommen.

Wenn Sie Insulin spritzen müssen, lassen Sie bitte Ihrem Körper nach einer Mahlzeit 30–60 Minuten Zeit zur Verdauung, bevor Sie mit der Bewegung beginnen.

Ausgangsblutzucker

Sind Sie insulinpflichtig, ist eine leichte Blutzuckererhöhung vor der Belastung von Vorteil, denn sie bietet Ihnen einen relativen Schutz vor einer Unterzuckerung. Liegt Ihr Blutzucker im Normbereich, besteht die Gefahr, dass er während der Bewegung zu stark abfällt. Für eine 20–45-minütige Aktivität mittlerer Intensität hat sich für Typ-2-Diabetiker in der Sportpraxis in unserer Klinik ein Ausgangsblutzucker von 120–160 mg/dl (6,7–8,9 mmol/l) als ideal bewährt. Versuchen Sie, den für Sie idealen Ausgangswert für eine Aktivität Ihrer Wahl selbst herauszufinden. Gehen Sie jedoch im Zweifelsfall lieber mit einem höheren Ausgangswert in die Bewegung hinein, bevor Sie das Risiko einer Unterzuckerung eingehen.

Liegt Ihr Ausgangsblutzucker beispielsweise bei 100 mg/dl, sollten Sie vor Beginn der körperlichen Aktivität eine schnell wirkende BE essen (2 Plättchen Traubenzucker Dextroenergen oder 100 ml Fruchtsaft). Bei einem Wert von nur 70–80 mg/dl (3,9–4,5 mmol/l) brauchen Sie bereits 2 BE. Wollen Sie über einen längeren Zeitraum aktiv sein, sollten Sie etwa alle zwei Stunden eine Blutzuckerkontrolle durchführen und gegebenenfalls weitere Kohlenhydrate zu sich nehmen.

Bei Ausgangswerten von über 250 mg/dl (14 mmol/l) besteht die Möglichkeit der Stoffwechselentgleisung (s. Kapitel 3). Ein Azetontest zu diesem Zeitpunkt zeigt Ihnen an, ob ein Insulinmangel vorliegt. In diesem Fall oder wenn Sie erkältet sind, bitte keine sportlichen Aktivitäten.

Der Muskelauffülleffekt

Wenn die Muskeln bei einer Belastung Ihre vorhandenen Zuckerreserven verbraucht haben, so müssen diese im Anschluss wieder aufgefüllt werden, damit der Körper weiteren Anstrengungen gewachsen ist.

Das Auffüllen der Speicher passiert aus dem Blutzucker. Der Zucker wird aus dem Blut in die Speicher von Muskeln und Leber eingelagert. Infolge dessen besteht die Möglichkeit, dass der Blutzuckerspiegel auch noch längere Zeit nach der Belastung weiter absinkt. Je größer die Anstrengung für Sie war und je länger Sie sich bewegt haben, desto mehr Zeit wird für das Füllen der Speicher benötigt. Sollten Sie Insulin spritzen, dann müssen Sie Ihren Blutzucker unmittelbar nach der Belastung kontrollieren und bei Unterzuckerungsgefahr Gegenmaßnahmen ergreifen (s. Kapitel 3). Bei lang andauernden, anstrengenden Belastungen messen Sie bitte noch einmal vor dem zu Bett gehen, um eine nächtliche Unterzuckerung zu vermeiden.

▌ Tageszeit

Die Insulinempfindlichkeit der Zellen ist mittags am höchsten. Abends ist die Empfindlichkeit geringer; am geringsten ist sie morgens. Der Blutzucker sinkt folglich bei Bewegung zur Mittagszeit stärker ab als zu anderen Tageszeiten. Dies gilt insbesondere dann, wenn Sie morgens ein Mischinsulin spritzen, dass in der Regel zur Mittagszeit seine stärkste Wirkung hat.

Beim Typ-2-Diabetiker ist der Blutzuckerwert zwei Stunden nach dem Frühstück oft stark erhöht. Körperliche Aktivität gerade zu diesem Zeitpunkt würde sich sehr positiv auf Ihren Blutzuckerspiegel auswirken. Wenn Sie also die Möglichkeit zur freien Zeiteinteilung haben, wäre dieser Zeitpunkt ideal für Ihr Bewegungsprogramm. Es ist bekannt, dass gerade dieser Blutzuckerwert, der nach dem Frühstück erhöht ist, besonders schädlich für Ihr Herz ist. Sie würden sich also in doppelter Hinsicht einen Gefallen tun!

Wenn Sie insulinpflichtig sind, sollten Sie beachten, dass körperliche Belastungen spät am Abend aufgrund des Muskelauffülleffektes zu nächtlichen Unterzuckerungen führen können. Messen Sie also vor dem zu Bett gehen noch einmal Ihren Blutzucker.

▌ Medikamente und Alkohol

Medikamente und Alkohol können den Blutzucker stark beeinflussen. Beispielsweise kann die Einnahme von Kortison den Blutzuckerspiegel anheben.

Alkohol dagegen kann beim insulinpflichtigen Diabetiker besonders im Zusammenhang mit körperlicher Aktivität zu gefährlichen Unterzuckerungen führen. Das lässt sich folgendermaßen erklären: Normalerweise sorgt die Leber bei Muskelaktivität für Energienachschub, indem sie Zucker ins Blut ausschüttet. Haben Sie jedoch Alkohol getrunken, ist Ihre Leber mit dem Abbau des Alkohols beschäftigt und vernachlässigt diese Aufgabe. Da aber eine gewisse Menge an Insulin im Körper vorhanden ist, und die Muskeln Zucker verbrauchen, sinkt der Blutzuckerspiegel immer weiter ab. Gegen ein Gläschen Rotwein am Abend ist sicher nichts einzuwenden. Sie müssen ausprobieren, wie sich danach ein Abendspaziergang auf Ihren Blutzucker auswirkt. In der Regel müssten Sie dann Ihre Insulin- oder Tablettendosis reduzieren.

Jahreszeit

Vielleicht haben Sie auch schon einmal festgestellt, dass Ihr Langzeitblutzuckerwert (HbA$_{1c}$) im Winter schlechter ausfällt als im Sommer? Unserer Erfahrung nach liegt der Blutzuckerspiegel in den Wintermonaten höher. Kälte, schlechtes Wetter und Dunkelheit führen dazu, dass man im Winter mehr Zeit im Haus verbringt und sich weniger draußen bewegt. In der Advents- und Weihnachtszeit werden zudem viel zu viele Leckereien konsumiert, die ebenfalls einen negativen Einfluss auf das Körpergewicht, den Blutzucker und den Cholesterinspiegel haben. Auch Grippe- und Erkältungswellen tragen zu dieser Jahreszeit verstärkt zu einem Anstieg des Blutzuckerspiegels bei.

Was können Sie selbst tun, bevor Sie mit Ihrem Hausarzt über eine Erhöhung der Insulin- bzw. Tablettendosis nachdenken? Versuchen Sie sich auch in der kalten Jahreszeit vermehrt zu bewegen. Gehen Sie auch bei schlechtem Wetter nach draußen. Das wirkt sich nicht nur positiv auf Ihr Körpergewicht und den Blutzuckerspiegel aus, sondern härtet ab und schützt Sie vor Erkältungskrankheiten. Bewegung im Freien vertreibt außerdem die so genannte „Winterdepression".

Akute Infekte

Haben Sie beispielsweise eine Erkältung, eine Harnwegsinfektion, einen eiternden Zahn oder eine Bronchitis, werden diese Infekte vermutlich Ihren Blutzucker ansteigen lassen. In diesem Zustand sollten Sie keine größeren Anstrengungen auf sich nehmen, um die Erkrankung nicht noch zu verschlimmern. Das Verhalten des Blutzuckerspiegels ist in diesem Fall nur schwer abzuschätzen. Also: Erst auskurieren, bevor Sie Ihr Bewegungsprogramm wieder starten.

Art, Menge und Zeitpunkt der letzten Insulininjektion

Das Blutzuckerverhalten während körperlicher Aktivität ist abhängig von der Menge an Insulin, die sich zu Beginn Ihres Bewegungstrainings im Blut befindet. Je mehr Insulin vorhanden ist, desto stärker ist der Blutzuckerabfall. Deshalb ist es wichtig für Sie zu wissen, wie das Wirkprofil der von Ihnen verwendeten Insulinart aussieht (Abb. 3). Körperliche Aktivität während des Wirkmaximums verursacht einen stärkeren Blutzuckerabfall als während beginnender oder auslaufender Insulinwirkung.

Fragen Sie Ihren Hausarzt oder Apotheker, welche Insulinsorte Sie benutzen und wie lange mit deren Wirkung zu rechnen ist. Nur

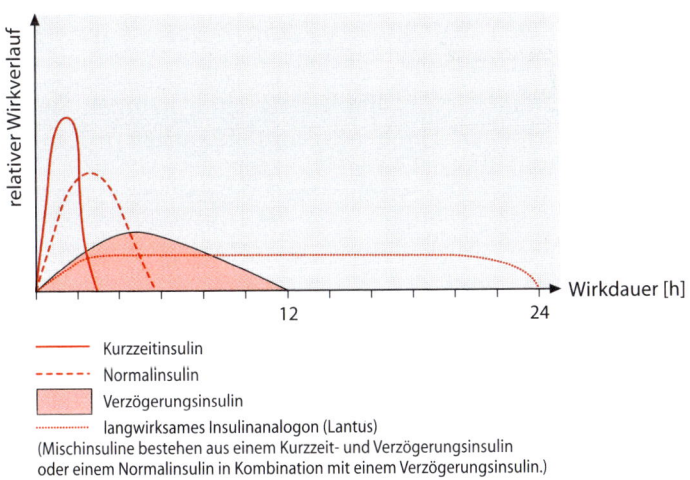

Abb. 3. Insulinwirkung in Abhängigkeit vom eingesetzten Präparat

dann können Sie das Verhalten Ihres Blutzuckers abschätzen und den Zeitpunkt Ihrer körperlichen Aktivität, sowie Ihr Ess- und Spritzverhalten planen (s. Kapitel 5).

13 goldene Bewegungsregeln

1. Regel: Wenn Sie insulinpflichtig sind, messen Sie bitte vor und nach jeder länger als 30 Minuten dauernden körperlichen Aktivität Ihren Blutzucker!

2. Regel: Je mehr Muskeln an einer Bewegung beteiligt sind, desto stärker fällt der Blutzuckerspiegel ab.

3. Regel: Vermeiden Sie sehr anstrengende, erschöpfende Belastungen! Wählen Sie eine leichte bis mittlere Belastungsintensität!

4. Regel: Ausdauerbelastungen von 30 Minuten und mehr senken Ihren Blutzuckerspiegel sicher ab.

5. Regel: Suchen Sie sich Bewegungsaktivitäten aus, die bei Ihnen nicht zu Stress führen! Im Gegenteil: Nutzen Sie die Möglichkeit, durch Bewegung Stress abzubauen!

6. Regel: Wenn Sie lange Zeit körperlich wenig aktiv waren, sollten Sie mit einer stärkeren Blutzuckersenkung bei Wiederaufnahme Ihres Bewegungsprogramms rechnen.

7. Regel: Lassen Sie Ihrem Körper nach einer Mahlzeit 30–60 Minuten Zeit zur Verdauung, bevor Sie Ihr Bewegungsprogramm beginnen!

8. Regel: Wenn Sie insulinpflichtig sind, nehmen Sie lieber einen etwas erhöhten Ausgangsblutzucker in Kauf, als das Risiko einer Unterzuckerung!

9. Regel: Berücksichtigen Sie als insulinpflichtiger Diabetiker, dass Ihr Blutzucker aufgrund des Muskelauffülleffekts auch nach der Belastung noch weiter absinken kann!

10. Regel: Wenn Sie die Möglichkeit haben, wählen Sie den Zeitpunkt Ihrer körperlichen Aktivität 1–2 Stunden nach dem Frühstück!

11. Regel: Vorsicht bei Bewegung im Zusammenhang mit Alkohol!

12. Regel: Bei akuten Infektionserkrankungen gilt: erst auskurieren, bevor Sie mit dem Bewegungsprogramm wieder starten.

13. Regel: Beachten Sie das Wirkprofil Ihres Insulins und planen Sie dementsprechend Ihre körperliche Aktivität sowie Ihr Ess- und Spritzverhalten (s. auch Kapitel 5)!

Wenn Sie Insulin spritzen, Glinide oder Sulfonylharnstoffe einnehmen, haben Sie grundsätzlich folgende Möglichkeiten, eine Unterzuckerung bei körperlicher Aktivität zu vermeiden:

▮ Reduktion der Zuckertabletten
▮ Senkung der Insulindosis
▮ Zusätzliche Kohlenhydrataufnahme

▮ Reduktion der Zuckertabletten

Nur Sulfonylharnstoffe und Glinide sollten wegen Unterzuckerungsgefahr bei einer länger als eine Stunde dauernden körperlichen Betätigung reduziert werden. Bitte fragen Sie Ihren Arzt oder Apotheker, ob die Zuckertabletten, die Sie einnehmen, zu einer dieser beiden Sorten gehören.

Beispiel: Sie möchten am Nachmittag eine gemütliche Radtour von 3 Stunden Dauer unternehmen. Lassen Sie zum Mittagessen Ihre Tablette weg.

▮ Senkung der Insulindosis

Bei konventioneller Insulintherapie: Wenn Sie ein Mischinsulin spritzen, ist es nicht ratsam, bei einer kurz dauernden Belastung von weniger als einer Stunde das Insulin zu reduzieren. Da dieses Insulin über den ganzen Tag hinweg wirkt, würde eine Reduktion der Dosis dazu führen, dass es zu anderen Tageszeiten fehlen würde.

Beispiel: Sie wollen morgens, eine Stunde nach dem Frühstück eine Runde von 45 Minuten zügig wandern (z. B. Nordic Walking). Wenn Sie zum Frühstück Ihr Mischinsulin reduzieren würden, hätten Sie nachmittags zu wenig Verzögerungsinsulin im Blut, so dass Ihr Blutzucker dann anstiege. Stattdessen erhöhen Sie zum Frühstück Ihre Kohlenhydratzufuhr etwa um 2 BE. Je nach Blutzuckerwert können Sie nach der sportlichen Betätigung eine Zwischenmahlzeit zu sich nehmen.

Bei ganztägigen Belastungen sollten Sie eine Reduktion Ihrer Insulindosis vornehmen.

Beispiel: Sie möchten mit Ihrer Familie am Sonntag eine ganztägige Wanderung machen. Dafür reduzieren Sie Ihr Mischinsulin um etwa 50% und messen während der Wanderung etwa alle 2 Stunden Ihren Blutzucker. Anhand der gemessenen Werte entscheiden Sie, ob Sie zusätzlich Ihre Kohlenhydrataufnahme erhöhen. Die abendliche Dosis sollten Sie wiederum um 30–50% reduzieren.

Bei intensivierter Insulintherapie: Je nach Tageszeit und Dauer der geplanten Aktivität ist eine Reduktion des Kurzzeit- oder auch des Langzeitinsulins erforderlich. Um zu entscheiden, ob und um wieviel Sie Ihr Insulin reduzieren, ist es wichtig, dass Sie das Wirkprofil Ihres Insulins kennen. Reduzieren Sie das Insulin, das zur Zeit der geplanten Bewegung eine starke Wirkung hat.

Beispiele: Nach dem Frühstück wollen Sie einen zweistündigen Hausputz machen. Dafür spritzen Sie zum Frühstück Ihre normale Menge Verzögerungsinsulin, aber 50% weniger kurz wirksames Insulin. Nach dem Hausputz können Sie je nach Blutzuckerwert noch eine zusätzliche Zwischenmahlzeit einnehmen.

Sie wollen am Nachmittag Ihren Garten umgraben. Das dauert etwa 3 Stunden und ist für Sie sehr anstrengend. Um nicht zu unterzuckern, reduzieren Sie das Mahlzeiteninsulin am Mittag um 50%. Auch das Verzögerungsinsulin, das Sie am morgen spritzen, reduzieren Sie um etwa 30%, da es zum Mittag noch wirkt. Um nicht das Risiko einer nächtlichen Unterzuckerung einzugehen, spritzen Sie zum Abendbrot sowohl 30% weniger kurz wirksames Insulin als auch 30% weniger Verzögerungsinsulin, da diese anstrengende Tätigkeit durch den Muskelauffülleffekt noch länger nachwirkt.

❚ Zusätzliche Kohlenhydrataufnahme

Statt einer Reduktion des Insulins oder der Tabletten ist es natürlich auch möglich, die Kohlenhydratzufuhr entsprechend zu erhöhen. Sind Sie übergewichtig, ist es aber prinzipiell sinnvoller, Ihre Insulin- bzw. Tablettendosis zu senken, als die Kohlenhydrat- und damit auch Kalorienaufnahme zu steigern. Dafür ist es erforderlich, dass Sie Ihre Aktivität planen.

Wenn Sie sich kurzfristig zu einer körperlichen Aktivität entscheiden und Ihr Insulin bereits gespritzt haben, ist es nicht mehr möglich, die Insulindosis zu senken. Sie *müssen* dann Ihre Kohlenhydratzufuhr erhöhen.

Tun Sie dieses am besten mit kohlenhydratreichen Getränken, z. B. Fruchtsaft. Er wirkt schnell und sorgt zusätzlich für Flüssigkeitszufuhr, die Sie beim Sport dringend benötigen, um den durch Schwitzen verursachten Flüssigkeitsverlust auszugleichen.

Beispiel: Am Nachmittag kommt überraschend eine gute Freundin bei Ihnen vorbei und macht den Vorschlag, bei dem schönen Wetter einen Spaziergang von 1½ Stunden zu machen, den Sie gerne mitmachen würden. Da Sie Ihr Insulin bereits gespritzt haben, ist eine Reduktion jetzt nicht mehr möglich. Ihr Blutzucker liegt vor dem Spaziergang bei 110 mg/dl. Bevor Sie losgehen, trinken Sie ein Glas Apfelsaft. Das entspricht etwa 2 BE. Nach dem Spaziergang ist Ihr Blutzucker auf 80 mg/dl abgefallen. Sie essen auch nachher noch eine zusätzliche BE, damit Ihr Blutzucker nicht noch weiter abfällt.

Wie stark Sie Ihre Insulin- oder Ihre Tablettendosis reduzieren oder Ihre Kohlenhydrataufnahme steigern müssen, werden Sie selbst im Laufe der Zeit herausfinden. Führen Sie immer wieder Blutzuckermessungen bei verschiedenen Belastungen durch und sammeln Ihre eigenen Erfahrungen. Denn jeder Diabetiker reagiert anders.

Wichtig ist in jedem Fall: Nehmen Sie immer ausreichende Mengen schnell wirkender Kohlenhydrate, z. B. Traubenzucker, mit, wenn Sie sich körperlich betätigen! So können Sie jederzeit einer drohenden Unterzuckerung entgegenwirken.

6 Welche Bewegungsformen sind geeignet?

Ausdauersportarten

Für Sie als Typ-2-Diabetiker sind Ausdauerbewegungsformen besonders gut geeignet. Dazu zählen Bewegungen wie das Gehen, Laufen, Radfahren und Schwimmen. Diese klassischen Ausdauersportarten zeichnen sich durch eine längere Bewegungsdauer bei gleichmäßig niedriger bis mittlerer Anstrengung aus. Vorteile dieser Bewegungsformen sind:

- einfache Durchführbarkeit
- niedriges Verletzungsrisiko
- positive Auswirkungen auf den Stoffwechsel und das Herz-Kreislaufsystem (s. Kapitel 1)
- gute Dosierbarkeit der Belastungsintensität
- durch die gleichmäßige Bewegungsausführung einfachere Abschätzung des Blutzuckerverhaltens im Vorfeld

Welche Bewegungsformen Sie für sich wählen, ist abhängig von Ihren Vorlieben, von den Möglichkeiten, die sich an Ihrem Wohnort bieten und von eventuell bestehenden Begleiterkrankungen. Nicht jede Sportart ist für Sie geeignet, wenn Sie zum Beispiel einen Herzinfarkt hatten oder an schweren Verschleißerkrankungen der Gelenke leiden. Wenn Sie längere Zeit nicht körperlich aktiv waren, sollten Sie vor Aufnahme eines Bewegungsprogramms Ihren Arzt fragen und sich untersuchen lassen. Diese Untersuchung sollte ein Belastungs-EKG beinhalten. Anhand des Belastungs-EKGs kann der Arzt die Leistungsfähigkeit Ihres Herz-Kreislaufsystems und damit Ihre Belastbarkeit feststellen und Ihnen wertvolle Empfehlungen für ein regelmäßiges Bewegungsprogramm geben.

▮ Wie dosieren Sie Ihre Bewegung richtig?

Die richtige Dosierung eines Trainings ist ganz entscheidend für Ihren Erfolg. Bewegungsmangel oder allgemein zu geringe Anforderungen an den Körper führen dazu, dass die Muskeln erschlaffen und die Leistungsfähigkeit des Herz-Kreislaufsystems sich verschlechtert. Eine zu hohe Belastungsintensität kann hingegen zu Überlastung oder zu Schäden führen. Es gilt also, das richtige Maß zu finden, damit Ihr Bewegungsprogramm von größtmöglichem Nutzen für Ihre Gesundheit ist.

▮ Dauer der Bewegung

Wenn Sie täglich 10 Minuten auf Ihrem Heimtrainer oder Fahrradergometer trainieren, so ist das für Sie sicher ein guter Einstieg in ein regelmäßiges Trainingsprogramm. Um aber langfristig positive Auswirkungen auf Ihren Blutzucker- und Cholesterinspiegel oder auf Ihre Herz-Kreislaufleistungsfähigkeit zu erreichen, ist eine Dauer von 10 Minuten zu gering. Steigern Sie die Dauer Ihres Bewegungsprogramms von Woche zu Woche um einige Minuten, so dass Sie schließlich in der Lage sind, 30–45 Minuten durchzuhalten.

▮ Häufigkeit und Regelmäßigkeit der Bewegung

Als optimal für Herz und Kreislauf hat sich regelmäßiges Training von mindestens 3-mal wöchentlich erwiesen. Verteilen Sie die einzelnen Trainingseinheiten gleichmäßig über die Woche. Es ist wenig sinnvoll, sich 2 Tage hintereinander zu bewegen und anschließend wieder eine Pause von einer Woche einzulegen. In dieser einen Woche ohne Bewegung würden die erreichten Trainingseffekte wieder verschwinden und der gesundheitliche Nutzen ist gleich Null.

Nach einigen Monaten mit regelmäßiger Bewegung werden sich Ihre allgemeine Leistungsfähigkeit und Ihr Wohlbefinden verbessern. Das aktivere Leben wird Ihnen viel leichter fallen als zu Beginn und Sie werden in der Lage sein, sich nach der Belastung wesentlich schneller zu erholen. Dadurch können Sie Ihr Wochenprogramm immer weiter steigern bis hin zu täglichen Übungen. Sie werden sich mehr und mehr an die regelmäßige Bewegung gewöhnen, so dass sie genauso selbstverständlich zu Ihrem Tagesablauf gehören wird wie das Zähne putzen.

▌ Intensität der Bewegung

Bei Ausdauerbewegungen ist der Intensität der Belastung besondere Beachtung zu schenken. Insbesondere, wenn bei Ihnen bereits eine Herzerkrankung vorliegt, sollten Sie Ihren Arzt fragen, wie stark Sie sich belasten dürfen, ohne dass Sie ein gesundheitliches Risiko eingehen. Ihr Arzt wird Ihnen anhand der durchgeführten Belastungsuntersuchung eine so genannte *Trainingsherzfrequenz* empfehlen, nach der Sie sich bei der Bewegung richten sollten.

▌ **Was bedeutet Trainingsherzfrequenz?** Die Herzfrequenz des gesunden Menschen liegt in Ruhe bei etwa 60–80 Herzschlägen pro Minute. Je größer die körperliche Anstrengung ist, desto höher steigt der Puls an. Er kann bei maximaler Belastung auf 180 oder mehr Schläge pro Minute steigen. Solche hohen Herzfrequenzen wären jedoch für ein gesundheitlich orientiertes Ausdauertraining viel zu hoch und würden nicht die gewünschten Trainingseffekte bringen. Für Patienten mit einer Vorschädigung des Herzens wäre eine solche Belastung im Training sogar mit einem hohen Risiko verbunden.

Es gibt grobe Faustformeln, wie beispielsweise „180 minus Lebensalter", um die Trainingsherzfrequenz für Herz-Kreislauf-Gesunde zu berechnen. Diese und auch andere Formeln haben sich aber als sehr ungenau erwiesen und sind für die Berechnung des Trainingspulses für Herzpatienten absolut ungeeignet. Wenn Sie zum Beispiel Medikamente bekommen, die Ihre Herzfrequenz senken, wie es Betablocker tun, so liegt Ihre Trainingsherzfrequenz um einiges niedriger als ohne diese Medikamente. Nur mit Hilfe eines Belastungs-EKGs kann der Arzt Ihnen eine für Sie passende Trainingsherzfrequenz empfehlen. Die Einhaltung dieser Herzfrequenz bei Ihrer Bewegung schützt Sie einerseits vor Überlastung des Herz-Kreislaufsystems, andererseits bringt ein so dosiertes Training optimalen Nutzen für Ihre Gesundheit.

❚ **Wie messen Sie Ihren Puls richtig?** Legen Sie die Fingerkuppen des Zeige-, Mittel- und Ringfingers in Verlängerung des Daumens mit leichtem Druck an die Innenseite Ihres Handgelenkes. Sollten Sie dort den Puls nicht finden, versuchen Sie es an der Halsschlagader. Wenn Sie das Pochen des Pulses spüren, zählen Sie die Schläge 15 Sekunden lang. Multiplizieren Sie die gezählten Schläge mit vier. Dies ergibt Ihre Herzfrequenz pro Minute. Für Diabetiker, denen es durch häufiges Blutzuckermessen an Fingerspitzengefühl fehlt, empfiehlt sich der Gebrauch einer Pulsuhr. Auch für alle anderen Aktiven ist eine Pulsuhr sehr nützlich und bequem. Sie brauchen zum Pulsmessen nicht die Bewegung zu unterbrechen, sondern können währenddessen jederzeit Ihren Puls ablesen. Es gibt viele verschiedene Modelle und Fabrikate. Lassen Sie sich im Sportfachhandel beraten.

❚ **Wie passen Sie die Belastung an die Trainingsherzfrequenz an?** Messen Sie während der Bewegung Ihren Puls. Liegen Sie im Bereich von 5 Schlägen unter oder über der Ihnen empfohlenen Trainingspulsfrequenz, können Sie Ihre Bewegung im gleichen Tempo weiterführen. Liegt Ihre Herzfrequenz höher, sollten Sie Ihr Tempo reduzieren. Liegt Ihr Puls noch darunter, können Sie Ihr Tempo vielleicht noch ein wenig steigern. Dabei sollten Sie allerdings nicht das Gefühl haben, dass die Bewegung „anstrengend" oder „sehr schwer" ist. Beschwerden wie Atemnot oder gar Schwindel oder Herzschmerzen sollten Sie unbedingt dazu veranlassen, die Belastung zu reduzieren oder sogar abzubrechen. Auch bei normaler Pulsfrequenz ist dann die Belastung nicht angemessen. Ihr Gefühl der Anstrengung sollte im Bereich „recht leicht" bis „etwas anstrengend" liegen (Abb. 4). Wichtig ist, dass Sie sich bei der Bewegung jederzeit wohlfühlen.

Beispiel: Ihr Arzt hat Ihnen eine Trainingsherzfrequenz von 120 Schlägen pro Minute empfohlen. Sie wollen ein Gehtraining durch-

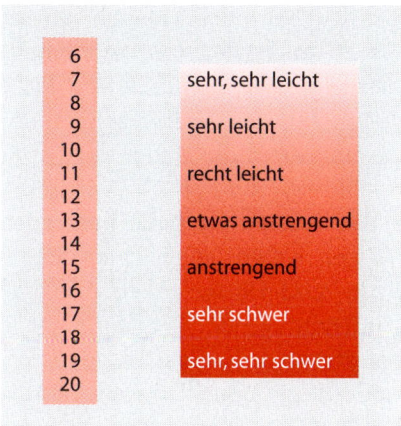

6	
7	sehr, sehr leicht
8	
9	sehr leicht
10	
11	recht leicht
12	
13	etwas anstrengend
14	
15	anstrengend
16	
17	sehr schwer
18	
19	sehr, sehr schwer
20	

Abb. 4. RPE-Skala – Rate of Perceived Exertion (subjektiv empfundener Anstrengungsgrad)

führen und wählen ein zügiges Gehtempo. Nach 10 Minuten liegt Ihr Puls bei 140 Schlägen pro Minute. Sie reduzieren daraufhin bitte Ihr Gehtempo. Nach weiteren 10 Minuten haben Sie eine Herzfrequenz von 124 erreicht. Sie fühlen sich nicht besonders angestrengt und haben auch sonst keinerlei Beschwerden. Sie setzen Ihr Gehtraining bei diesem Tempo fort.

▌ Gehen, Wandern, Walking, Nordic Walking, Laufen

Gehen, Wandern oder auch Walking sind die *natürlichste Bewegungsform* des Menschen. Sofern keine außergewöhnlich starken orthopädischen Probleme oder diabetische Fußerkrankungen vorliegen, sollte jeder Patient mit Diabetes diese einfache Bewegungsform regelmäßig durchführen. Durch die Wahl eines individuellen Tempos ist das Gehen für jedermann eine sehr gut dosierbare Bewegungsform. Selbst ein zügiges Gehen zum Einkaufen, kann zu gesundheitlich positiven Wirkungen führen; auch das tägliche „Gassigehen" mit Ihrem Hund ist eine wirkungsvolle Maßnahme.

Das Laufen oder Joggen ist dagegen sehr viel belastender, sowohl für das Herz-Kreislaufsystem, als auch für die Gelenke. Sie sollten zu Beginn Ihres regelmäßigen Bewegungsprogramms zunächst das zügige Gehen oder Walking bevorzugen. Wenn Sie dann nach einigen Wochen oder Monaten mit dem Laufen beginnen möchten, tun Sie es am besten in Form eines Intervalltrainings. Laufen Sie immer nur kurze Strecken von 1–2 Minuten in einem sehr langsamen Tempo. In den Pausen gehen sie wieder. Steigern Sie zunächst die Anzahl, dann die Dauer der Laufintervalle.

▮ **Was müssen Sie beim Geh- oder Lauftraining beachten?** Viele Diabetiker haben angesichts ihres Übergewichts Probleme mit den Knie- und Hüftgelenken oder mit der Wirbelsäule. Für sie ist ein Lauftraining oder Jogging nicht zu empfehlen, da die Gelenke stark belastet und die Beschwerden verschlimmert werden könnten. Auch steile Berge oder Treppen hinauf und hinunter steigen belastet besonders die Kniegelenke. Sie sollten ein Gehtraining möglichst in der Ebene durchführen. Eventuell führt auch der Einsatz von Nordic-Walking-Stöcken zu einer leichten Entlastung. Probieren Sie es aus. Nordic-Walking-Kurse werden von vielen Organisationen angeboten. Ist selbst ein Gehen in der Ebene nicht ohne Schmerzen möglich, sollten Sie andere Bewegungsformen bevorzugen.

Das Tempo, das Jemand gehen kann, ist stark abhängig vom Körpergewicht. Je mehr überflüssige Pfunde Sie mit sich herumschleppen, desto schwerer fällt Ihnen das Gehen, besonders bergauf. Gehen Sie bergauf bewusst so langsam, dass Sie keine Atemnot verspüren.

Haben Sie eine Herzerkrankung, richten Sie sich unbedingt nach den Trainingsempfehlungen Ihres Arztes. Jogging oder alpine Wanderungen sollten Sie nur unternehmen, wenn Ihr Herz eine sehr gute Belastbarkeit aufweist. Treten während der Bewegung Herzschmerzen, Schwindel oder Atemnot auf, ist die gewählte Belastung zu hoch.

Viele Diabetiker haben Probleme mit ihren Füßen. Es besteht die Möglichkeit, dass Nerven geschädigt sind oder die Durchblutung gestört ist.

▮ **Haben Sie Schmerzen beim Gehen?** Typische Beschwerden eines Patienten mit *Durchblutungsstörungen* der Beine (Schaufensterkrankheit) sind Schmerzen in den Waden, Füßen oder Oberschenkeln, die insbesondere beim Gehen auftreten. Die Muskeln leiden infolge einer Verengung der Blutgefäße unter Sauerstoffmangel. Oft werden die Schmerzen erst bei schnellerem Gehen oder beim Bergangehen bemerkt. Die Schmerzen zwingen den Patienten stehen zu bleiben. Nach kurzer Erholungspause sind die Schmerzen weg und der Patient kann wieder weitergehen.

Für einen Diabetiker mit Durchblutungsstörungen ist ein regelmäßiges Gehtraining von großem Nutzen. Denn es führt zu einer Verbesserung der Durchblutung in den Beinen und damit zu einer Verlängerung der schmerzfreien Gehstrecke. Die Trainingsform, die hier zum Einsatz kommt, ist das so genannte Intervalltraining. Es ist gekennzeichnet durch einen Wechsel von Belastung und Erholung. Messen Sie eine Strecke ab, die Sie noch schmerzfrei gehen können und gehen Sie diese mindestens dreimal. Überschreiten Sie dabei nicht Ihre Schmerzgrenze. Legen Sie danach eine etwa 1–3 Minuten Pause ein. Steigern Sie im Laufe der Zeit die Anzahl Ihrer Trainingsintervalle. Sie werden feststellen, dass Sie auch die Dauer der einzelnen Intervalle immer weiter steigern können.

▌ Was sollten Sie bei einer Nervenschädigung (Neuropathie) beachten?

Die Neuropathie ist eine Folgeerkrankung des Diabetes, bei der in erster Linie die kleinen Nerven der Füße und Beine geschädigt sind. Symptome der Erkrankung sind Taubheitsgefühl, aber auch diffuse Schmerzen in den Beinen und/oder Füßen. Bei manchen Diabetikern tritt diese Erkrankung als Brennen unter den Fußsohlen auf, was sich besonders nachts bemerkbar macht. Selbst die leichteste Bettdecke wird dann als Qual empfunden. Bei der Neuropathie besteht die Gefahr, dass Sie Druckstellen, Verletzungen oder gar Entzündungen an den Füßen nicht wahrnehmen. Achten Sie deshalb ganz besonders auf das Schuhwerk, das Sie beim Gehen oder Laufen tragen. Die Schuhe sollten gut passen und keine Druckstellen verursachen. Sie sollten außerdem gute Dämpfungseigenschaften aufweisen, um zur Schonung der Gelenke beizutragen. Strümpfe dürfen keine dicken Nähte haben oder Falten bilden, die bei längerem Gehen zu Druckstellen führen können. Wenn Sie spezielle Einlagen oder speziell angefertigte Schuhe haben, tragen Sie sie auf jeden Fall während Ihres Gehtrainings. Das schützt Ihren Fuß vor Fehlbelastungen und Druckstellen. Schauen Sie sich täglich Ihre Füße von allen Seiten an, besonders wenn Sie eine längere Wanderung gemacht haben, oder wenn Sie neue Schuhe tragen. Bei offenen Stellen an den Füßen konsultieren Sie bitte umgehend Ihren Arzt (s. auch Kapitel 7).

▍ Radfahren, Ergometertraining

Das Radfahren ist eine der beliebtesten Bewegungsformen und auch für Menschen mit Typ-2-Diabetes grundsätzlich gut geeignet. Auch im Alltag, zum Beispiel zum Einkaufen, bietet sich die Nutzung des Fahrrades an. Leider beschränkt sich das Fahrradfahren oft auf die Schönwettermonate. Um auch im Winter oder bei schlechtem Wetter weiter aktiv zu bleiben, bietet sich ein Heimtrainer oder Ergometer an. Neben der Unabhängigkeit von den Wetterbedingungen hat ein Ergometer den Vorteil, dass man die Belastung sehr genau dosieren kann. Der Widerstand oder die Leistung kann mit Hilfe einer Wattanzeige genau eingestellt werden. Viele Ergometer verfügen zusätzlich über eine automatische Pulsmessung. Dieses gleichmäßige, genau dosierte Training ist für Herzpatienten ideal. Der Nachteil ist, dass es vielen Aktiven zu langweilig ist, längere Zeit auf dem Ergometer zu verbringen. Sie können aber Abhilfe schaffen, indem Sie dabei Musik hören, fernsehen oder Zeitung lesen. So können Sie sogar die Zeit vor dem Fernseher aktiv nutzen.

Für Diabetiker mit Verschleißerkrankungen der Kniegelenke oder Übergewicht bietet sich das Radfahren in der Ebene oder das Ergometertraining an. Dabei wird Ihr Körpergewicht vom Fahrrad getragen und die Gelenke werden entlastet. Fahren Sie hingegen mit dem Rad bergauf, ist die Belastung sowohl für das Herz-Kreislaufsystem als auch für die Gelenke wesentlich höher.

▍ Schwimmen, Aquajogging

Sportmedizinisch gesehen ist das Schwimmen eine ideale Bewegungsform für Jung und Alt. Viele übergewichtige Diabetiker fühlen sich im Wasser ganz besonders wohl, da Ihnen alle Bewegungen durch die Schwerelosigkeit viel leichter fallen. Auch die Gelenke sind keiner Belastung durch das Körpergewicht ausgesetzt. In unserer Klinik haben wir die Erfahrung gemacht, dass sich Bewegung im Wasser oder Schwimmen auf die Senkung des Blutzuckers besonders positiv auswirkt. Der Grund dafür ist vermutlich die Tatsache, dass der Körper wegen der kühlen Umgebungstemperatur zusätzlich Energie aufbringen muss, um Wärme zu produzieren. Außerdem sind sehr viele Muskeln des Körpers an der Bewegung beteiligt.

Nicht nur Schwimmen, sondern auch intensive Wassergymnastik und Aquajogging sind zu empfehlen. Aquajogging – das bedeutet Laufen im Wasser – ist eine relativ neue Bewegungsform und optimal geeignet als Ausdauertraining für Patienten mit Verschleiß der Hüft- oder Kniegelenke. Dabei werden die Muskeln gestärkt, die Gelenke werden ohne Belastung bewegt und es kommt langfristig zur Linderung der Beschwerden. Viele Institutionen bieten Kurse an, in denen Sie das Aquajogging erlernen können.

Auch für diese Bewegungsform ist es wichtig, falls Sie eine Herzerkrankung haben, sich vorher vom Arzt auf Ihre Belastbarkeit hin untersuchen zu lassen. Er wird Ihnen sagen können, ob Bewegung im Wasser oder Schwimmen für Sie geeignet sind.

▌ Wie könnte Ihr Training aussehen?

Grundsätzlich sollten sie sich vor jeder Bewegungseinheit aufwärmen. Das dient der Einstimmung des Körpers auf die kommende Belastung. Das gesamte Herz-Kreislaufsystem kann sich so langsam an die Belastung gewöhnen. Die Durchblutung der Muskeln wird gesteigert. So können Sie Muskelverletzungen vorbeugen. Beginnen Sie in den ersten 3–5 Minuten mit einem niedrigen Tempo. Sie können zusätzlich leichte gymnastische Bewegungs- und Dehnübungen einbauen, um Muskeln und Gelenke optimal auf die anschließende Beanspruchung vorzubereiten.

Messen Sie vor der Bewegung Ihren Puls und – wenn Sie insulinpflichtig sind – auch Ihren Blutzucker. Versuchen Sie ein möglichst gleichmäßiges Tempo beim Gehen, Radfahren oder Schwimmen einzuhalten. Bergauf reduzieren Sie deutlich Ihr Tempo, um die Herz-Kreislaufbelastung konstant zu halten. Versuchen Sie ein Tempo zu finden, bei dem Sie sich nur wenig anstrengen müssen und bei dem Ihr Puls im Bereich Ihres Trainingspulses liegt. Bewegen sie sich lieber länger statt schneller.

Genauso, wie Sie die Bewegung mit einem langsamen Tempo begonnen haben, sollte Ihr Training auch enden. Hören Sie nicht abrupt mit der Belastung auf, sondern lassen Sie sie langsam ausklingen. Schließen Sie noch ein paar Lockerungs- oder Dehnübungen (s. Kapitel 9) an. Messen Sie Ihren Blutzucker und kontrollieren Sie nach einigen Minuten, ob Ihr Puls sich wieder etwas nach unten bewegt hat.

▮ **Aufbau Ihres Bewegungsprogramms.** Versuchen Sie zunächst die Zeitdauer der einzelnen Bewegungseinheit zu erhöhen. Steigern Sie dann die Bewegungseinheiten pro Woche. Erst zuletzt steigern Sie die Intensität bzw. das Tempo Ihrer Bewegung. Es kommt auf die Ausdauer an, nicht auf die Geschwindigkeit! Das *Motto* lautet: „Lieber langsam und lange, statt kurz und schnell."

10 Tipps zu Ihrem Ausdauerbewegungsprogramm:

▮ Bevor Sie starten, messen Sie Ihren Ruhepuls und Ihren Blutzucker.

▮ Beginnen Sie Ihr Bewegungsprogramm mit einem langsamen Tempo oder leichten Übungen zum Aufwärmen.

▮ Steuern Sie Ihr Tempo nach Ihrem Trainingspuls.

▮ Sie sollten die Belastung als „recht leicht" bis „etwas anstrengend" empfinden.

▮ Lassen Sie Ihre Bewegung am Ende langsam ausklingen und schließen ein paar Lockerungs- und Dehnübungen an.

▮ Überprüfen Sie auch am Trainingsende Puls und Blutzucker.

▮ Steigern Sie mit der Zeit die Dauer, dann die Häufigkeit und erst zum Schluss das Tempo Ihrer Bewegung.

▮ Bewegen Sie sich regelmäßig mindestens 3-mal pro Woche.

▮ Tragen Sie passendes Schuhwerk und achten Sie auf Ihre Füße.

▮ Sollten bei Ihnen Herz-Kreislaufbeschwerden oder Probleme mit den Füßen oder Gelenken auftreten, sprechen Sie mit Ihrem Arzt.

█ Krafttraining

Bereits ab dem 30. Lebensjahr nimmt die Muskelmasse des Körpers und damit die Muskelkraft ab. Wissenschaftler sprechen von einer Abnahme der Skelettmuskulatur von 36–50% zwischen dem 30. und dem 80. Lebensjahr sowie einem Kraftverlust von 10–15% pro Lebensdekade. Gleichzeitig steigt der Fettanteil bei Frauen um 38–44% und bei Männern um 18–36% – die Körperzusammensetzung verändert sich negativ. Das bedeutet, bei steigendem Körpergewicht verringert sich die Kraft, die den Körper bewegen muss. Zunehmende Schwierigkeiten im alltäglichen Leben, zum Beispiel beim Treppensteigen oder beim Tragen von Gegenständen sind somit vorprogrammiert. Eine Hauptursache aller Stürze bei über 60-Jährigen ist eine Muskelschwäche der Oberschenkel. Gelenk- und Rückenbeschwerden, aber auch Stoffwechselstörungen wie Insulinresistenz sind vielfach durch muskuläre Schwächen verursacht.

Was können Sie tun? Wissenschafter haben herausgefunden, dass die Muskulatur bis ins hohe Alter trainierbar ist, beispielsweise durch Kräftigungsübungen.

Was können Sie mit gezielten Kräftigungsübungen erreichen? Ein Training der Muskelkraft vermindert die Insulinresistenz der Muskulatur. Ihre Muskeln sind ein wichtiges Stoffwechselorgan und funktionieren als solches nur dann gut, wenn sie regelmäßig gefordert werden.

Was passiert mit Ihren Muskeln, wenn sie trainiert werden? Ihre Muskeln nehmen an Masse zu. So können Sie dem altersbedingten Muskelmasseverlust optimal entgegenwirken. Das wirkt sich wiederum positiv auf Ihren Blutzucker und auf den Abbau von Körperfett aus. Denn Ihr Basisenergieverbrauch oder auch Grundumsatz (der Energiebedarf, den Ihr Körper in Ruhe hat) (s. Kapitel 10) ist abhängig von der vorhandenen Muskelmasse. Je größer die Gesamtmuskelmasse Ihres Körpers ist, desto höher ist auch Ihr Grundumsatz. Das bedeutet: auch in Ruhe verbraucht Ihr Körper mehr Energie. Eine Körpergewichtsabnahme kann also nicht nur durch Ausdauertraining, sondern auch durch Krafttraining sehr wirksam unterstützt werden.

Kräftige Muskeln weisen eine bessere Durchblutung auf als schwache Muskeln. Das hat positive Auswirkungen auf Blutdruck und Herztätigkeit. Der Blutdruck sinkt und das Herz wird entlastet.

Wirbelsäule, Gelenke und Knochen profitieren in besonderem Maße von einer kräftigen Muskulatur. Diese stützt und entlastet das Knochengerüst und wirkt somit Verschleißerkrankungen wie Bandscheibenvorfällen und Kniearthrosen entgegen. Kräftige Muskeln sind außerdem wichtig für die Erhaltung der Stabilität des Knochens. Viele Frauen leiden nach den Wechseljahren unter Knochenschwund, der so genannten Osteoporose mit verstärkter Gefahr von Knochenbrüchen. Auch hier leisten Kräftigungsübungen einen entscheidenden Beitrag zur Vorbeugung und zur Therapie. Dies gilt übrigens auch für Männer.

Ein Grund für Gangunsicherheit und Sturzgefahr im Alter ist eine zu schwache Oberschenkelmuskulatur. Kräftigungsübungen für die Oberschenkelmuskeln können Stürzen älterer Menschen vorbeugen und so Verletzungen wie Oberschenkelhalsbrüche, Wirbel- oder sonstige Knochenbrüche verhindern.

Wenn Ihre Muskeln kräftiger sind, werden Ihnen Alltagsbewegungen wie Treppensteigen, Haushalts- und Gartenarbeiten oder das Heben und Tragen schwerer Gegenstände sehr viel leichter fallen. Sie werden Ihre Selbstständigkeit länger erhalten können – das wiederum fördert Lebensfreude und Lebensqualität. Dies ist vielleicht für Sie der wichtigste Grund, ein regelmäßiges Übungsprogramm zur Muskelkräftigung durchzuführen.

Ausdauerbewegungen allein, wie sie im letzten Kapitel beschrieben wurden, sind zwar sehr wichtig, um das Herz-Kreislaufsystem zu trainieren. Um jedoch altersbedingten Kraft- und Muskelmasseverlusten vorzubeugen, ist ein zusätzliches Übungsprogramm zur Muskelkräftigung erforderlich. Eine Kombination beider Bewegungsformen ist also sehr sinnvoll.

Krafttraining wird im Allgemeinen nur mit Vorbehalt für Typ-2-Diabetiker empfohlen. Grund dafür sind die vielen Begleiterkrankungen wie Bluthochdruck, Herz-, Augen- und Nierenerkrankungen. Wenn Sie einen nicht behandelten Bluthochdruck oder eine schwerwiegende Herz-, Augen- oder Nierenerkrankung haben, fragen Sie Ihren Arzt, ob er Ihnen die Durchführung solcher Übungen empfiehlt. Denn ein Krafttraining mit sehr hohen Krafteinsätzen, wie es beispielsweise beim Bodybuilding durchgeführt wird, kann zu erheblichen Blutdrucksteigerungen führen. Um diese hohen Blutdruckanstiege nicht zu provozieren, sind Dosierung sowie Art und Weise der Durchführung des Trainings ganz entscheidend.

Es gibt verschiedene Möglichkeiten ein Krafttraining durchzuführen. Zum Beispiel können Sie in ein Fitness-Studio gehen und dort an speziellen Krafttrainingsgeräten arbeiten. Vorteile dieser Form sind: Es können ganz gezielt bestimmte Muskeln trainiert werden und die Belastung ist exakt dosierbar. Bei guter Betreuung und sachgerechter Durchführung ist die Wirksamkeit der Übungen hoch. Nachteile sind: Bei oft mangelhafter Betreuung ist die Gefahr von Fehl- oder Überbelastungen gegeben. Der Material-, Zeit- und Kostenaufwand ist relativ hoch. Schauen Sie sich deshalb zuerst verschiedene Fitness-Studios Ihrer Umgebung an. Vereinbaren Sie ein Probetraining. Ein Krankengymnast oder Sportlehrer sollte vor Ort sein, um Sie optimal zu beraten, aber auch um Ihren Körper vor Überlastung zu schützen. Eventuell gibt es an Ihrem Wohnort ein ambulantes Reha-Zentrum, wo Sie unter Anleitung speziell ausgebildeter Fachkräfte eine medizinische Trainingstherapie durchführen können. Vielleicht kann Ihnen Ihr Hausarzt oder Orthopäde ein gutes Trainingsstudio empfehlen.

Eine andere Möglichkeit ist die Durchführung spezieller gymnastischer Übungen zur Kräftigung oder die Nutzung von Kleingeräten für ein Heimtrainingsprogramm. Hier bieten sich zum Beispiel kleine Hanteln oder Gewichtsmanschetten mit einem Gewicht von 1–2 Kilogramm an. Besonders geeignet zur Durchführung von Kräftigungsübungen für daheim ist das so genannte Theraband. Dies ist ein in verschiedenen Stärken (von schwach bis stark in folgenden Farben: gelb, rot, grün, blau) erhältliches Gummiband, mit dem Widerstandsübungen zur Kräftigung vieler verschiedener Muskelgruppen möglich sind. Hierzu finden Sie eine Reihe von Übungen im nachfolgenden praktischen Übungsteil.

Wie führen Sie Kräftigungsübungen richtig durch? Die Dosierung der Übungen über die Herzfrequenz wie beim Ausdauertraining ist bei Kräftigungsübungen nicht möglich. Denn der Anstieg der Herzfrequenz ist auch bei hoher Belastung nur relativ gering. Bei dieser Trainingsform steigt hingegen der Blutdruck stärker an.

Die Blutdrucksteigerung ist umso stärker, je
▌ höher Sie Widerstand oder Gewicht bei Ihrer Übung wählen,
▌ länger Sie eine Muskelspannung halten,
▌ schneller Sie die Übung ohne Zwischenpause wiederholen,
▌ mehr Wiederholungen Sie durchführen,
▌ mehr Muskeln Sie bei einer Übung einsetzen,
▌ länger Sie während der Übung die Luft anhalten (Pressatmung).

Damit Sie keinen zu starken Blutdruckanstieg zu befürchten haben, empfehlen wir Ihnen ein Kräftigungsprogramm nach der „Baum-Methode":

Wählen Sie Ihr *Trainingsgewicht* oder den *Widerstand* Ihres Therabandes so, dass Sie etwa 50% bis höchstens 80% Ihrer maximalen Kraft einsetzen. Da das für Sie nur schwer messbar ist, können Sie sich auch an der RPE-Skala orientieren (s. Abb. 4). Sie haben die Intensität richtig gewählt, wenn Sie die Übung nach 10 Wiederholungen als „etwas anstrengend" bis „anstrengend" (13–15) empfinden. Beginnen Sie Ihr regelmäßiges Programm mit Übungen, die nur etwas anstrengend (RPE-Skala 13) sind, und steigern Sie erst im Verlaufe mehrerer Wochen die Intensität.

Führen Sie die Übungen *dynamisch* durch, das bedeutet, es findet ein regelmäßiger Wechsel von Muskelanspannung und Muskelentspannung statt. Vermeiden Sie ein längeres Halten der Muskelanspannung (statische Haltearbeit).

Herr Prof. Baum und sein Team haben herausgefunden, dass der Blutdruckanstieg geringer ist, wenn zwischen den einzelnen Übungswiederholungen eine *Pause* von 3 Sekunden eingehalten wird, in der eine vollkommene Entspannung der Muskulatur und damit eine optimale Durchblutung stattfindet. In der Praxis sieht das folgendermaßen aus: *Theraband*: ziehen Sie das Band innerhalb von 1–2 Sekunden von der Ausgangsposition in die Endposition. Kehren Sie in der gleichen Zeit langsam wieder in die Ausgangsposition zurück. Lassen Sie das Band nicht zurückschnappen. Die anschließende Entspannung des Muskels sollte etwa 3 Sekunden dauern.

Heben von Hanteln oder Gewichtsmanschetten: Heben Sie das Gewicht in einer Zeit von 1–2 Sekunden an und lassen Sie es langsam innerhalb von 1–2 Sekunden wieder in die Ausgangsstellung zurückkehren ohne es fallen zu lassen. Danach entspannen Sie den Muskel etwa 3 Sekunden lang.

Wiederholen Sie jede Übung 10-mal.

Wenn Ihr Herz schwach belastbar ist, führen Sie die Übungen jeweils nur mit einem Arm oder einem Bein durch. Dadurch fallen Blutdruckanstieg und Herzbelastung während der Übung noch geringer aus.

Pressatmung (Ausatmung gegen geschlossene Atemwege) oder Luft anhalten während der Übung provoziert einen starken Blutdruckanstieg. Achten Sie darauf, dass Sie während der Anspannung bewusst ausatmen und während der Entspannung einatmen. Das bedeutet in der Praxis: Beim Heben eines Gewichtes oder beim Ziehen des Therabandes atmen Sie bitte aus. In der Pause zwischen den Wiederholungen atmen Sie ein.

Wie oft sollten Sie die Übungen durchführen? Wählen Sie für den Anfang 4 Übungen aus. Es sollten Übungen für die Arme und für die Beine dabei sein. Später können Sie die Anzahl der Übungen steigern. Führen Sie pro Übung zunächst einen, später zwei bis drei Durchgänge à 10 Wiederholungen durch. Neben den oben beschriebenen Ausdauerbewegungen wäre eine Häufigkeit von 2- bis 3-mal pro Woche sinnvoll. Dabei sollte zwischen den einzelnen Bewegungseinheiten mindestens ein Tag Pause liegen, an dem Sie zum Beispiel ein Ausdauertraining absolvieren können.

Die wichtigsten 4 Regeln für Ihr Kräftigungsprogramm:

▌ Nach 10 Wiederholungen sollten Sie die Übung als „etwas anstrengend" bis „anstrengend" (13–15) empfinden.

▌ Vermeiden Sie Haltearbeit. Legen Sie nach jeder Wiederholung eine Entspannungspause von 3 Sekunden ein.

▌ Vermeiden Sie Pressatmung. Atmen Sie während der Anspannungsphase aus.

▌ Führen Sie Ihre Kräftigungsübungen 2- bis 3-mal pro Woche mit 1–3 Durchgängen à 10 Wiederholungen durch.

Wir wünschen Ihnen viel Spaß beim Üben mit dem Theraband (s. Kap. 9)!

Beweglichkeit und Koordination

Neben Ausdauerbewegungen und Kräftigungsübungen ist es sinnvoll, Beweglichkeit und Koordination zu trainieren.

Beweglichkeit

Das maximal mögliche Bewegungsausmaß in den Gelenken ist in erster Linie abhängig von der Dehnfähigkeit der Muskulatur. Bewegungsmangel und einseitige Haltungen und Bewegungen, wie zum Beispiel Schreibtischarbeit, führen auf Dauer nicht nur zu einer Abschwächung, sondern auch zu einer Verkürzung bestimmter Muskeln. Muskelverspannungen und Gelenkprobleme können die Folge sein.

Was können Sie tun, um Ihre Beweglichkeit zu verbessern? Wenn Sie regelmäßig Ihre Muskeln mit Hilfe spezieller Übungen dehnen, können Sie Ihre Beweglichkeit schon innerhalb von wenigen Wochen merklich verbessern. Diese Übungen dienen außerdem der Vorbeugung von Muskel- und Sehnenverletzungen. Sie sind einfach, effektiv und nicht anstrengend. In unserem Übungsteil finden Sie die wichtigsten Dehnübungen.

Koordination

Koordination oder auch Geschicklichkeit bezeichnet das reibungslose Zusammenspiel von Zentralnervensystem und Muskeln innerhalb eines Bewegungsablaufs. Auch Gleichgewicht und Reaktion zählen zu den koordinativen Fähigkeiten. Wenn Sie Ihre Bewegungen gut koordinieren können, werden Herz und Muskeln viel weniger Energie und Sauerstoff benötigen. Sie brauchen sich weniger anzustrengen und sind folglich auch nicht so schnell erschöpft. Vergleichen Sie einen guten mit einem schlechten Schwimmer. Der gute Schwimmer strengt sich kaum an und kommt trotzdem zügig vorwärts. Der schlechte Schwimmer muss dagegen sehr viel Energie aufwenden, um sich überhaupt über Wasser zu halten. Dieses Beispiel macht deutlich, dass das Ausmaß der Anstrengung sehr stark vom Beherrschen der Technik, also von der Koordination abhängig ist.

Wie können Sie Ihre Koordination verbessern? Die Lösung heißt: Wiederholtes Üben des Bewegungsablaufs. Bei technischen Sportarten wie dem Schwimmen ist es ratsam, einen Sport- oder Schwimmlehrer hinzuzuziehen, der Ihnen Korrekturhinweise geben kann. Stellen Sie sich aber auch immer wieder neuen Herausforderungen, indem Sie öfter neue Bewegungsformen ausprobieren. Üben Sie so lange, bis Sie die Bewegung beherrschen. Haben Sie schon einmal versucht, einen Arm vorwärts und den anderen rückwärts zu kreisen? Es ist nicht einfach. Sie werden einige Zeit brauchen, bis Sie diese Übung beherrschen. Ebenfalls gut geeignet zur Verbesserung der Koordination sind alle möglichen verschiedenen Formen des Tanzes oder der tänzerischen Gymnastik (Aerobic, Stepp-Aerobic, Jazz-Tanz etc.).

Ganz besonders wichtig ist die Schulung des Gleichgewichts. Eine gute Gleichgewichtsfähigkeit dient der Vorbeugung von Stürzen, speziell bei älteren Menschen. Balancieren und Übungen im Einbeinstand dienen der Verbesserung des Gleichgewichts. Sportarten wie Eislaufen, Skilaufen oder Inlineskaten aber auch Reiten und Radfahren sind Bewegungen, die hohe Anforderungen an das Gleichgewicht stellen.

Gymnastikprogramme verschiedener Art enthalten in der Regel Übungen zur Verbesserung der Beweglichkeit und der Koordination. Oft ist das Bewegungsangebot in einer Gymnastikstunde so komplex, dass zusätzlich auch Kraft und Ausdauer trainiert werden. Eine Gymnastik, die all diese Komponenten anspricht, ist sehr empfehlenswert.

▌ Die ambulante Diabetessportgruppe

Speziell für Diabetiker gibt es an vielen Orten ambulante Diabetessportgruppen, die wöchentlich unter fachlicher Anleitung stattfinden. Fragen Sie Ihren Arzt, Ihre Krankenkasse, den deutschen Diabetikerbund, Ihre örtliche Diabetikerselbsthilfegruppe, Ihren Landessportbund oder schauen Sie im Internet unter *www.diabetessport.de*, ob es an Ihrem Wohnort ein solches Angebot gibt. Ihr Arzt kann Ihnen diese Maßnahme als ambulanten Rehabilitationssport verordnen. Die Kosten können zum Teil von Ihrer Krankenkasse übernommen werden.

Welche körperlichen Aktivitäten sind für Typ-2-Diabetiker ungeeignet?

Wenn Sie keinerlei Begleiterkrankungen haben, nicht insulinpflichtig sind und keine Medikamente einnehmen, die zu einer Unterzuckerung führen können, gibt es prinzipiell keine Einschränkungen für Sie, was die Wahl der Sportart betrifft.

Wenn bei Ihnen die Gefahr der Unterzuckerung besteht, sind alle Sportarten für Sie ungeeignet, bei denen eine Unterzuckerung zu einer lebensgefährlichen Situation führen kann. Dazu zählen Sportarten wie: Klettern, Fallschirmspringen, Drachenfliegen, Motorsport, Tauchen, Wildwasserkajak. Bei der Ausübung dieser Sportarten sind Blutzuckermessungen nicht oder nur schwierig durchzuführen. Hilfe durch eine Begleitperson ist kaum oder nicht möglich.

Auch Kraft- und Kampfsportarten wie Bodybuilding, Gewichtheben oder Boxen sind aufgrund ihrer Trainingsformen ungeeignet für Diabetiker. Das Training ist gekennzeichnet durch hohe Kraftbelastungen, deren Auswirkungen auf Blutdruck und Herz-Kreislaufsystem ungünstig sind.

Die letztendliche Entscheidung, was Sie sich zumuten wollen und können, liegt jedoch bei Ihnen selbst. Dabei spielt Ihre persönliche Erfahrung im Umgang sowohl mit dem Diabetes als auch der Sportart eine große Rolle.

7 Was sollten Sie bei diabetischen Begleiterkrankungen beachten?

Ärztliche Untersuchung vor Ihrem regelmäßigen Bewegungsprogramm

Vor Aufnahme einer sportlichen Aktivität sollte bei Ihnen in jedem Fall ein Belastungs-EKG durchgeführt werden. Um die Belastbarkeit Ihres Herz-Kreislaufsystems beurteilen zu können, reicht ein Ruhe-EKG allein nicht aus. Liegt bei Ihnen schon eine Herzerkrankung vor, ist es ratsam, diesen Belastungstest mindestens einmal im Jahr zu absolvieren. Anhand der Untersuchungsergebnisse können Ihnen Ärzte und Therapeuten Empfehlungen geben, welche Sportarten für Sie geeignet und welche Belastungsintensität für Sie richtig sind. Ihr Arzt oder Therapeut legt für Sie einen Trainingspuls fest, mit dem Sie die Belastungsintensität beim Ausdauertraining dosieren können (s. Kapitel 6).

Auch Ihr Blutdruck sollte vor Aufnahme eines Bewegungsprogramms gut eingestellt sein.

Zusätzlich sollten Augen, Nieren, Nerven und Füße jährlich auf Begleiterkrankungen hin untersucht werden. Sind bereits Folgeerkrankungen in Erscheinung getreten, müssen Untersuchungen unter Umständen auch in kürzeren Abständen erfolgen.

Diabetische Augenerkrankung (Retinopathie)

Die diabetische Augenerkrankung entsteht durch Schädigung kleinster Blutgefäße der Netzhaut. Sie kann zu Minderung der Sehfähigkeit und Erblindung führen. Leiden Sie an einer solchen Veränderung des Augenhintergrundes, sollten Sie große Kraftanstrengungen vermeiden, die zu hohen Blutdruckanstiegen (über 180/100 mmHg) führen, wie zum Beispiel Tragen und Heben schwerer Lasten, Krafttraining (s. Kapitel 6), Liegestütze und Klimmzüge.

Moderates Ausdauertraining ist dagegen zu empfehlen. Hohes Tempo oder steiles Gelände können aber auch beim Ausdauersport den Blutdruck stark ansteigen lassen und zu einer Schädigung Ihrer Netzhaut führen. Es kommt also auf die Dosierung an.

Vor Beginn Ihres regelmäßigen Bewegungsprogramms sollten Sie deshalb Ihren Augenhintergrund vom Augenarzt untersuchen lassen. Bei bereits bestehender Erkrankung ist eine halbjährliche Kontrolle zu empfehlen. Eine gute Blutdruckeinstellung ist ganz besonders wichtig.

Nach Augenoperation oder Laserung der Netzhaut ist in der Regel eine 6-wöchige Trainingspause einzulegen.

Diabetische Nierenerkrankungen (Nephropathie)

Grundsätzlich gibt es keine Einschränkung bezüglich sportlicher Aktivitäten bei einer begleitenden Nierenerkrankung. Sie sollten jedoch die im Kapitel 6 erläuterten Verhaltensmaßregeln beherzigen. Genauso wie Diabetiker mit einer Retinopathie, sollten auch diejenigen mit einer Nierenerkrankung im fortgeschrittenen Stadium Sportarten mit hohen Blutdruckanstiegen vermeiden.

Achten Sie darauf, dass Sie viel trinken, um den durch Schwitzen verursachten Wasserverlust wieder auszugleichen.

Diabetische Nervenschädigung (Polyneuropathie)

Mit zunehmender Diabetesdauer und schlechter Blutzuckereinstellung steigt die Gefahr einer Schädigung der Nerven. Man unterscheidet zwei verschiedene Formen: die periphere und die autonome Neuropathie.

▌ Periphere Neuropathie

Sie betrifft in erster Linie die Nerven der Füße, der Beine und in Ausnahmefällen auch der Finger. Anzeichen der Neuropathie sind Taubheitsgefühl, Brennen der Fußsohlen, Ameisenlaufen, Störungen des Gleichgewichts und des Temperaturempfindens sowie der Verlust des Tast- und Schmerzempfindens. Ein altes Indianersprichwort sagt: „Gib ganz besonders Acht auf Deine Füße, denn sie müssen Dich ein Leben lang tragen." Viele Fußprobleme müssen nicht sein, wenn Sie sich aktiv um das Wohlergehen Ihrer Füße kümmern.

Zur Vermeidung von Fußproblemen beachten Sie bitte folgende Fußregeln:

▌ Untersuchen Sie täglich Ihre Füße auf Druckstellen und Verletzungen, besonders vor und nach körperlichen Aktivitäten wie Wandern oder Laufen. Nehmen Sie gegebenenfalls einen Handspiegel mit Griff zu Hilfe, um auch die ganze Fußsohle überblicken zu können.

▌ Bevor Sie Ihre Schuhe anziehen, kontrollieren Sie sie auf Fremdkörper oder Beschädigungen (zum Beispiel abgelöstes oder faltiges Innenfutter).

▌ Tragen Sie immer Socken.

▌ Die Socken sollten keinen zu engen Bund haben und keine dicken Nähte aufweisen, die zu Druckstellen führen können. Im Sportfachhandel erhalten Sie spezielle Wander- und Laufsocken, die an bestimmten Stellen Polsterungen aufweisen, eine gute Passform haben und den Schweiß nach außen transportieren. Wechseln Sie täglich Ihre Socken.

▌ Gehen Sie nie barfuß. Tragen Sie auch im Schwimmbad immer Badeschuhe.

▌ Gute, passende Schuhe sind extrem wichtig bei Neuropathien.

▌ Tragen Sie geschlossene Schuhe, die Ihren Fuß komplett schützen (keine Sandalen).

▌ Die Schuhe sollen den Füßen Platz lassen in der Länge, Breite und in der Höhe, so dass auch Einlagen noch hinein passen.

▌ Die Sohle sollte eine gute Dämpfung aufweisen.

▌ Bevorzugen Sie weiche Materialien.

▌ Ihre Schuhe sollen innen keine dicken Nähte oder Ösen haben. Prüfen Sie dieses beim Kauf mit der Hand.

▌ Kaufen Sie Ihre Schuhe möglichst am Nachmittag.

▌ Im Orthopädiefachgeschäft erhalten Sie spezielle Sportschuhe, die bei Bedarf individuell angepasst werden können. Bei sehr gefährdeten Füßen können Sie sich Diabetikerspezialschuhe mit diabetesgerechten Einlagen vom Arzt verordnen lassen.

▌ Tragen Sie neue Schuhe zunächst nur eine halbe Stunde täglich zum Einlaufen.

▌ Scheuen Sie sich nicht, auch kleinste Veränderungen an den Füßen sofort Ihrem Arzt zu zeigen. Warten Sie nicht ab. Je früher Sie behandelt werden, desto größer ist die Chance, dauerhafte Schäden zu vermeiden.

▌ Gehen Sie regelmäßig zur Fußpflege und fragen Sie Ihren Fußpfleger um Rat, wie Sie selbst Ihre Füße am besten pflegen und behandeln.

▌ Führen Sie regelmäßig fußgymnastische Übungen durch: zum Beispiel Greifübungen mit den Zehen oder Fußkreisen. Sie tragen dazu bei, die Beweglichkeit Ihrer Zehen zu erhalten, sowie die Kraft und Durchblutung Ihrer Fuß- und Unterschenkelmuskeln zu verbessern.

Achtung! Wenn Sie bei bestehender Neuropathie offene Stellen an den Füßen haben, muss eine absolute Entlastung des Fußes gewährleistet sein. Bei Wunden an der Fußsohle darf keine Druckbelastung stattfinden. Es besteht so lange ein absolutes Sportverbot, bis die Wunde vollkommen abgeheilt ist. Dies gilt für alle Sportarten, die die Fußsohlen belasten, aber auch für den Aufenthalt im Wasser. Bewegungen im Sitzen, zum Beispiel Übungen mit dem Theraband sind in dieser Situation aber durchaus zu empfehlen.

Bei starken Neuropathien mit erheblichen Fußproblemen (z. B. bei Deformierungen oder immer wiederkehrenden offenen Wunden) sollten Sie für Ihr Bewegungsprogramm vorzugsweise Sportarten wählen, die die Füße nicht oder nur wenig belasten, zum Beispiel Radfahren, Ergometertraining, Schwimmen oder Bewegungsbad. Tragen Sie bitte bei geringer Wassertiefe Badeschuhe. Vermeiden Sie Sprünge. Der Druck auf die kleinen Fußknochen, der speziell bei der Landung auftritt, könnte zu Knochenbrüchen im Bereich des Fußes führen.

▌ Die autonome Neuropathie

Von der Schädigung betroffen sind in diesem Fall die vegetativen Nerven, die beispielsweise für die Verdauung, die Blutdruck- und Herzfrequenzregulation oder für die hormonelle Gegenregulation bei Unterzuckerungen zuständig sind. Eine autonome Neuropathie könnte dazu führen, dass Ihr Blutdruck abfällt, wenn Sie aus dem Liegen schnell aufstehen oder dass Ihre Herzfrequenz bei Belastung nicht genügend ansteigt. Leiden Sie an einer koronaren Herzerkrankung, besteht die Gefahr, dass Sie Warnsignale in Form von Herzschmerzen nicht wahrnehmen, so dass Sie die Belastung nicht rechtzeitig abbrechen können.

Für Ihr Bewegungsprogramm ergeben sich daraus folgende Konsequenzen:

▌ Vermeiden Sie Sportarten, die schnelle Änderungen der Körperposition erfordern (Beispiel Geräteturnen).

▌ Vermeiden Sie Sportarten, die eine schnelle Änderung der Herzfrequenz erfordern (Beispiel Fußball, Basketball, Laufspiele).

▌ Vermeiden Sie sehr anstrengende Bewegungen.

▌ Bevorzugen Sie leichte Ausdauerbewegungen, wie Gehen, Radfahren in der Ebene, langsames Schwimmen.

▌ Legen Sie besonders Wert auf eine ausreichend lange Aufwärmung, bei der Sie die Belastung ganz langsam steigern. Lassen Sie Ihrem Herz-Kreislaufsystem genügend Zeit, sich an die körperliche Aktivität anzupassen.

▌ Da bei Ihnen das Risiko schwerer Unterzuckerungen erhöht ist, messen Sie bitte besonders häufig auch während der Bewegung Ihren Blutzucker.

▌ Wenn Sie zusätzlich an einer koronaren Herzerkrankung leiden, lassen Sie sich regelmäßig mit einem Belastungs-EKG untersuchen und befolgen Sie unbedingt die Trainingsvorgaben Ihres Arztes (z. B. Trainingspuls).

▌ Erkrankungen des Herzens

Es gibt viele verschiedene Formen und Schweregrade von Herzerkrankungen. Da viele Typ-2-Diabetiker besonders häufig unter einer koronaren Herzerkrankung leiden, haben wir versucht, alle in diesem Buch enthaltenen allgemeinen Empfehlungen in der Form zu geben, dass sie auch für Herzpatienten gelten. Da aber jeder Einzelfall unterschiedlich zu bewerten ist, beachten Sie bitte immer die Vorgaben und Trainingsempfehlungen Ihres Arztes. Lassen Sie Ihr Herz regelmäßig untersuchen. Um Ängste abzubauen und wieder Selbstvertrauen zu gewinnen, empfehlen wir Ihnen die Teilnahme an einer ambulanten Herzgruppe. In einer solchen Gruppe lernen Sie unter fachlicher Anleitung, wie Sie sich richtig belasten. Das schafft die Sicherheit, dass Sie Ihr Bewegungsprogramm später auch auf eigene Faust durchführen können.

Wenn Sie bereits unter Folgeerkrankungen leiden:
- ▌ Lassen Sie sich mindestens einmal jährlich ärztlich untersuchen. Diese Untersuchung sollte ein Belastungs-EKG beinhalten.
- ▌ Halten Sie sich an die Trainingsvorgaben Ihres Arztes oder Bewegungstherapeuten.
- ▌ Bei diabetischer Retinopathie und bei diabetischer Nephropathie vermeiden Sie körperliche Aktivitäten, die zu hohen Blutdruckanstiegen führen.
- ▌ Keine körperlichen Anstrengungen 6 Wochen nach Laserung der Netzhaut.
- ▌ Bei offenen Wunden an der Fußsohle muss eine absolute Druckentlastung des Fußes stattfinden.

8 Wie planen Sie Ihr Bewegungsprogramm?

Sie haben den Entschluss gefasst sich mehr zu bewegen, um Ihren Diabetes besser einzustellen, sich vor Folgeerkrankungen zu schützen und Diabetesmedikamente einzusparen?

Diesen „guten Vorsatz" in die Tat umzusetzen und dauerhaft seine Bewegungsgewohnheiten umzustellen, ist oft nicht ganz leicht. Es wird immer wieder Probleme oder Hindernisse geben, die es zu überwinden gilt. Um tatsächlich das zu erreichen, was Sie sich vorgenommen haben, ist es wichtig, die richtige Strategie anzuwenden.

Unsere Planungshilfen für Ihr persönliches Bewegungsprogramm:

▌ Suchen Sie sich Bewegungsformen aus, zu denen Sie wirklich Lust haben. Das ist die wichtigste Voraussetzung dauerhaft aktiv zu bleiben.

▌ Überlegen Sie und erkundigen Sie sich, welche Bewegungsmöglichkeiten es an Ihrem Wohnort gibt: zum Beispiel Sportvereine, ambulante Diabetes- oder Herzgruppen, Fitness-Studios, Schwimmbäder, Parks oder Waldgebiete, wo das Laufen Spaß macht.

▌ Überlegen Sie, welche Bewegungsmöglichkeiten Sie im Alltag nutzen können. Gehen Sie öfter zu Fuß zum Einkaufen oder fahren Sie mit dem Rad statt mit dem Auto. Nehmen Sie die Treppe statt den Aufzug. Viele kleine Bewegungen summieren sich so über den Tag. Auch das bringt schon sehr viel und ist ein guter Einstieg in eine aktive Lebensweise.

▌ Überlegen Sie, wie oft und zu welcher Tageszeit Sie die Bewegung in Ihren Tagesablauf einbauen können.

1 Meine Bewegungsziele
für die Woche vom 22.11. bis 28.11.

Wie oft?	Was?	Wie lange?
3×	Walking	à 30 min
2×	Theraband®-Übungen	à ca. 30 min
1×	Diabetessportgruppe	à 90 min

3 Meine Erfahrungen
in dieser Woche:

Habe ich meine gesetzten Ziele erreicht?	Was hat mich diese Woche daran gehindert?
✓✓☹	Fritz hat kurzfristig abgesagt
✓✓	
✓	

2 Mein Bewegungswochenplan

	Montag	Dienstag	Mittwoch	Donnerstag	Freitag	Samstag	Sonntag
Vormittag	nach dem Frühstück 30 min Walking mit Fritz	nach dem Frühstück 30 min Theraband®		nach dem Frühstück 30 min Theraband®	nach dem Frühstück 30 min Walking mit Fritz		
Nachmittag							30 min Walking mit Fritz
Abend			18.30 Uhr Diabetessportgruppe TSV Musterstedt (Sporthalle Musterhausen)				

Abb. 5. Mein Bewegungswochenplan (mit freundlicher Genehmigung von G. Sudeck, Fakultät für Psychologie und Sportwissenschaft, Universität Bielefeld)

❚ Verabreden Sie sich mit Freunden oder Familienmitgliedern oder schließen Sie sich einer Gruppe an. So schaffen Sie die notwendige Verbindlichkeit, um Ihre Pläne auch tatsächlich umzusetzen.

❚ Nehmen Sie sich nicht gleich zu viel vor. Überforderung schafft Frust statt Lust. Setzen Sie sich ein realistisches Ziel, das Sie leicht erreichen können. Lassen Sie Ihrem Körper Zeit, sich an die regelmäßige Bewegung zu gewöhnen. Später können Sie Ihr Pensum vielleicht noch steigern.

❚ Planen Sie schriftlich und ganz konkret zum Beispiel mit Hilfe eines Wochenplans. Notieren Sie den genauen Zeitpunkt, Ort und gegebenenfalls den Trainingspartner (s. Abb. 5). Auch damit schaffen Sie Verbindlichkeit für sich selbst, um tatsächlich das einzuhalten, was Sie sich vorgenommen haben. Hängen Sie den Plan an einer Stelle auf, wo Sie ihn oft sehen.

❚ Überlegen Sie, welche Probleme oder Hindernisse auftreten könnten, die Sie von regelmäßiger Bewegung abhalten könnten.

1 Meine Bewegungsziele
für die Woche vom _____ bis _____

Wie oft?	Was?	Wie lange?

3 Meine Erfahrungen
in dieser Woche:

Habe ich meine gesetzten Ziele erreicht?	Was hat mich diese Woche daran gehindert?

2 Mein Bewegungswochenplan

	Montag	Dienstag	Mittwoch	Donnerstag	Freitag	Samstag	Sonntag
Vor-mittag							
Nach-mittag							
Abend							

Abb. 6. Kopiervorlage Bewegungswochenplan (mit freundlicher Genehmigung von G. Sudeck, Fakultät für Psychologie und Sportwissenschaft, Universität Bielefeld)

▌ Planen Sie diese Hindernisse von Anfang an mit ein. Überlegen Sie sich Alternativen oder Strategien, wie Sie die Hindernisse überwinden können. Ist zum Beispiel das Wetter schlecht, gehen Sie schwimmen statt laufen oder radeln Sie eine Runde auf Ihrem Heimtrainer.

▌ Kontrollieren Sie am Ende der Woche, ob Sie Ihren Plan eingehalten haben. Oder gibt es Bedarf, den Plan zu verändern?

▌ Dokumentieren Sie Ihr Training. Es spornt an, wenn Sie sehen, was Sie geleistet haben. Schreiben Sie beispielsweise auf, wie lange Sie mit dem Hund unterwegs waren und wie hoch Ihr Puls zu Beginn und während des Laufens war (s. Abb. 7).

▌ Belohnen Sie sich ab und zu für Ihre erbrachte Leistung. Sie können zum Beispiel für jede absolvierte Bewegungseinheit 2 Euro in eine Spardose geben. Von dem ersparten Geld gönnen Sie sich später etwas Besonderes.

Datum	Dauer (Uhrzeit)	Sportart	Blutzucker		Puls			Grad der Anstrengung (6–20 RPE-Skala)	Besonderheiten (z.B. wenig gegessen, Stress etc.)
			vorher	nachher	Ruhe	Belastung	Erholung		
11.3.05	9:00–9:30	Walking	120	95	80	128	92	13	1 Sport-BE zusätzlich

Abb. 7. Trainingsdokumentation

Kräftigungsübungen mit dem Theraband

Nach Prof. Dr. K. Baum: Krafttraining in der Rehabilitation – die Trainingsbroschüre (s. auch Kapitel 6).

▌ Grundposition: Schrittstellung

Beugen Sie das vordere Knie und neigen Sie Ihren Oberkörper leicht nach vorn. Ihr Rücken befindet sich dabei in einer aufrechten Position (Abb. 8).

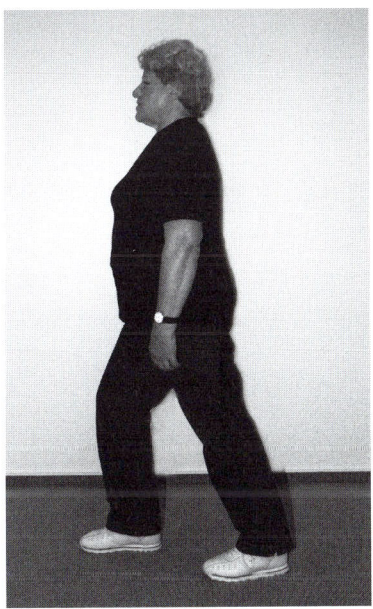

Abb. 8

Sie können alle Oberkörperübungen sowohl im Stehen, als auch im Sitzen durchführen. Achten Sie immer auf eine gerade Haltung Ihres Rückens.

❚ Übung 1: Kräftigung der Armbeugemuskeln

Stellen Sie sich in Schrittstellung auf das Theraband und greifen Sie es mit beiden Händen (Abb. 9). In der Ausgangsstellung hängen die Arme locker nach unten, das Theraband hat hier bereits etwas Spannung. Beugen Sie dann die Ellbogen, wobei diese nah am Körper bleiben (Abb. 10). Atmen Sie während des Ziehens aus. Kehren Sie langsam wieder in die Ausgangsstellung zurück, wo Sie eine 3-sekündige Entspannungspause einlegen.

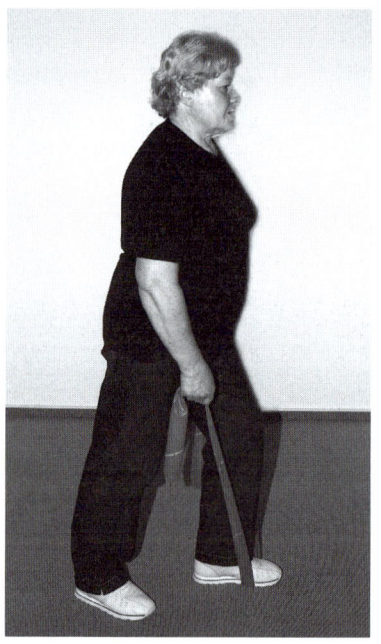
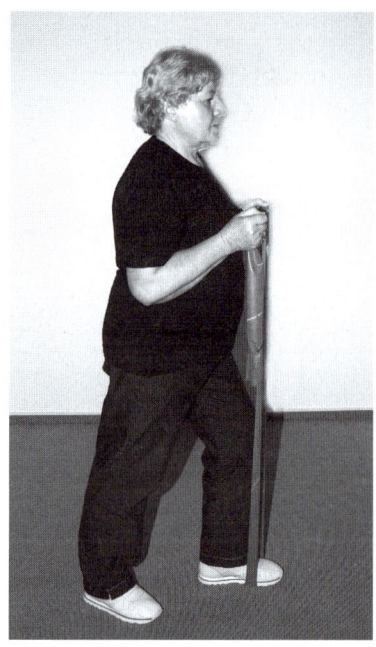

Abb. 9　　　　　　　　　　　　**Abb. 10**

▌ Übung 2: Kräftigung der Armstreckmuskulatur

Legen Sie das Theraband auf die rechte Schulter. Fassen Sie es an der Schulter mit der rechten Hand. Hinter dem Rücken fassen Sie es mit der linken Hand (Abb. 11). Ziehen Sie mit dem rechten Arm nach oben und mit dem linken Arm nach unten in die gestreckte Position (Abb. 12). Atmen Sie während des Ziehens aus. Kehren Sie langsam wieder in die Ausgangsstellung zurück, wo Sie eine 3-sekündige Entspannungspause einlegen. Wiederholen Sie die Übung mit der anderen Seite.

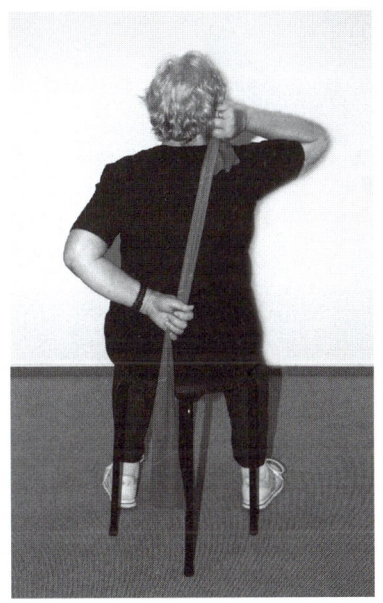

Abb. 11

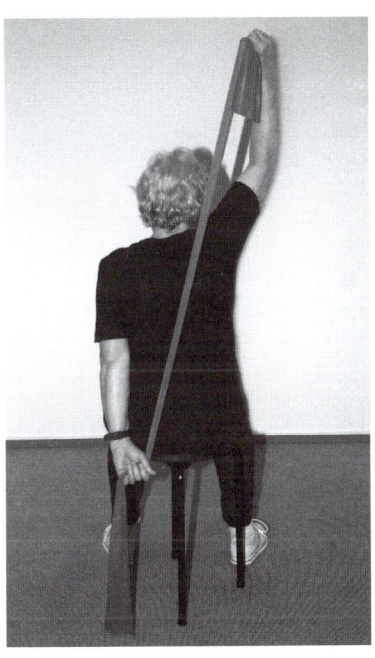

Abb. 12

▌ Übung 3: Kräftigung der Schultergürtel- und Rückenmuskulatur

Stellen Sie sich in Schrittstellung mit dem linken Fuß auf ein Ende des Therabandes. Wickeln das andere Ende des Bandes um Ihre rechte Hand (Abb. 13). Ziehen Sie in einem großen Bogen mit nahezu gestrecktem Arm von links unten nach rechts oben. Dabei drehen Sie die Handfläche nach oben (Abb. 14). Atmen Sie während des Ziehens aus. Kehren Sie langsam wieder in die Ausgangsstellung zurück, wo Sie eine 3-sekündige Entspannungspause einlegen. Stellen Sie sich dann mit dem rechten Fuß auf das Theraband und ziehen es mit dem linken Arm im großen Bogen von rechts unten nach links oben.

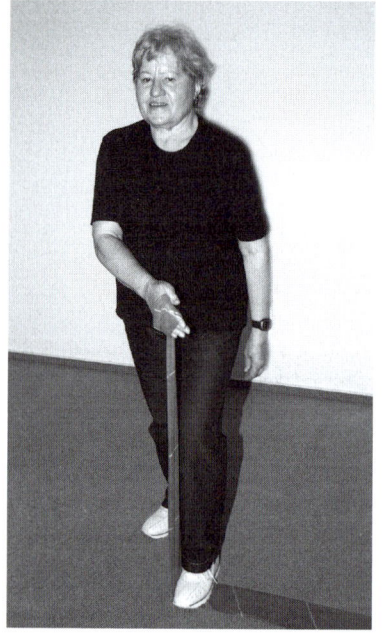
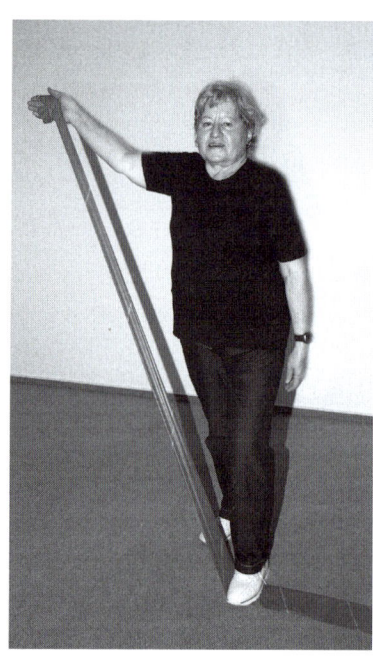

Abb. 13

Abb. 14

❚ Übung 4: Kräftigung der Schultergürtel- und Rückenmuskulatur (Alternative zu Übung 3)

Nehmen Sie eine aufrechte Sitzposition ein. Führen Sie das Theraband unter den Oberschenkeln hindurch und kreuzen Sie die Enden. Wickeln Sie die Enden des Bandes um Ihre Hände (Abb. 15). Ziehen Sie mit nahezu gestreckten Armen nach oben außen, wobei Ihre Handflächen nach oben zeigen (Abb. 16). Atmen Sie während des Ziehens aus. Kehren Sie langsam wieder in die Ausgangsstellung zurück, wo Sie eine 3-sekündige Entspannungspause einlegen.

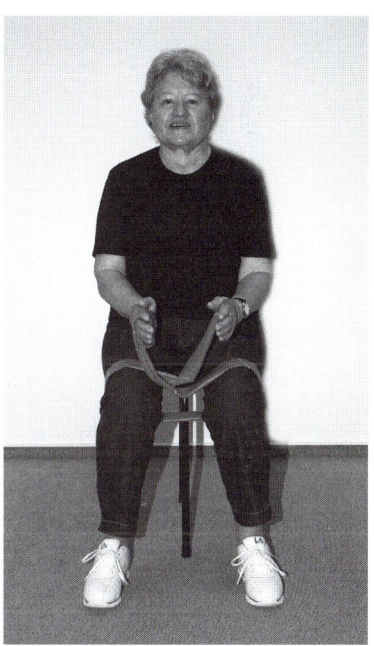

Abb. 15

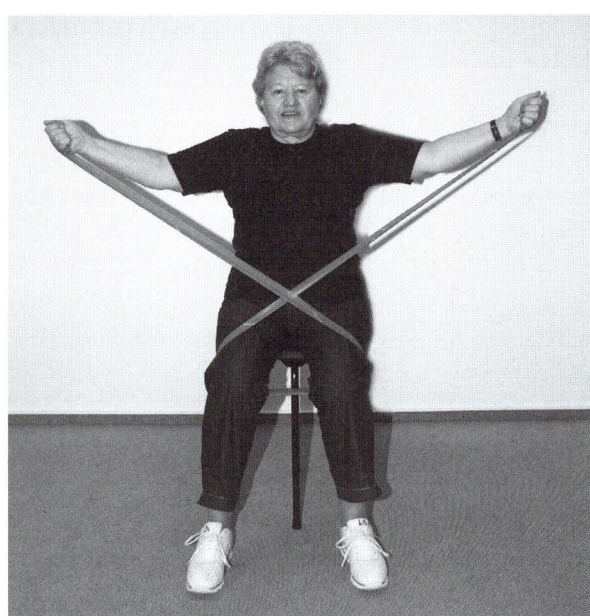

Abb. 16

▌ Übung 5: Kräftigung der Schultergürtel- und Rückenmuskulatur

Hängen Sie das Theraband an eine Türklinke bei geschlossener Tür und nehmen Sie die Schrittstellung ein (Abb. 17). Ziehen Sie das Band mit nahezu gestreckten Armen seitlich am Körper vorbei. Achten Sie auf eine aufrechte Haltung Ihres Rückens (Abb. 18). Gehen Sie nicht in den Rundrücken und auch nicht ins Hohlkreuz. Atmen Sie während des Ziehens aus. Kehren Sie langsam wieder in die Ausgangsstellung zurück, wo Sie eine 3-sekündige Entspannungspause einlegen.

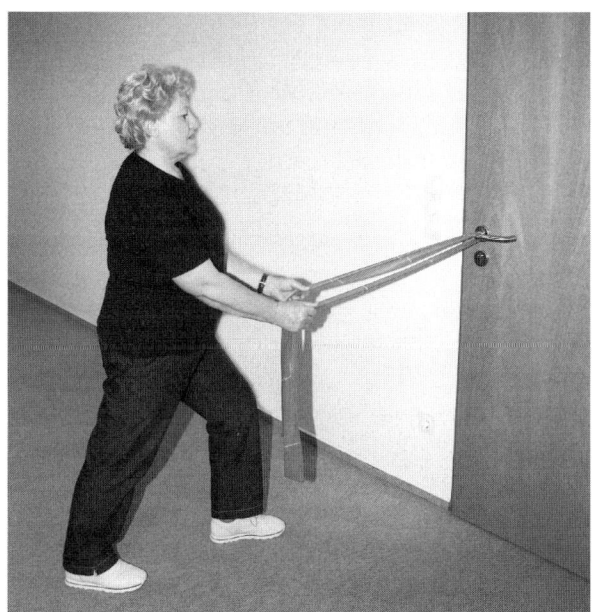

Abb. 17

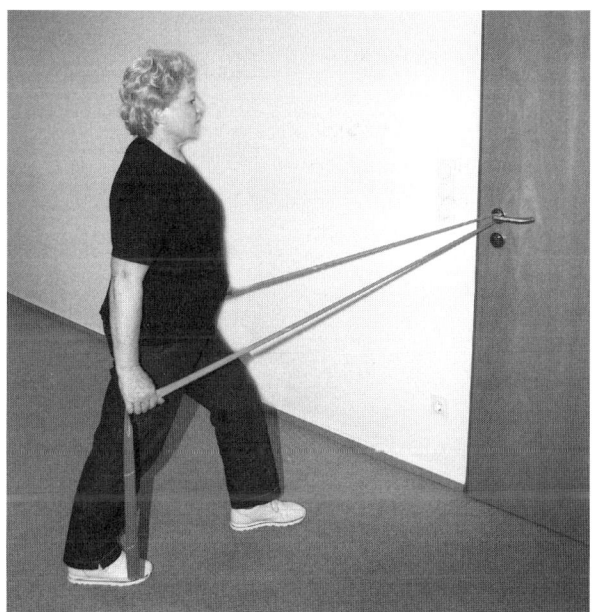

Abb. 18

▮ Übung 6: Kräftigung der Unterschenkelmuskulatur

Nehmen Sie eine aufrechte Sitzposition ein und führen das Theraband stramm gespannt um die vordere Fußsohle (Abb. 19). Aus
der gebeugten Position strecken Sie dann Ihr Fußgelenk gegen den
Widerstand des Bandes (Abb. 20).

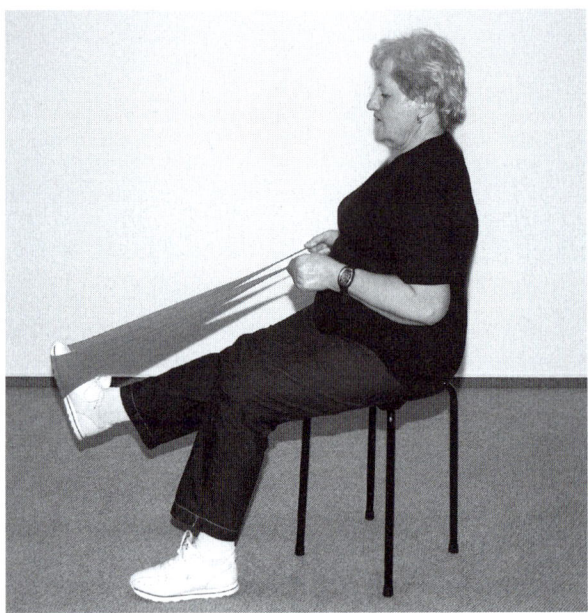

Abb. 19

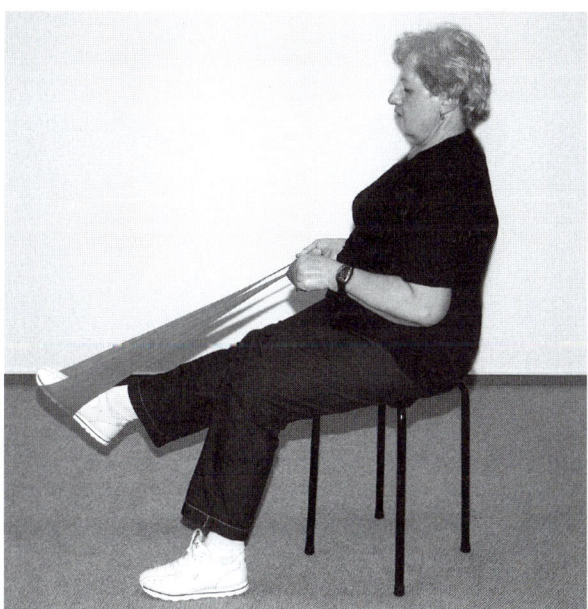

Abb. 20

▮ Übung 7: Kräftigung der vorderen Oberschenkelmuskulatur im Sitzen

Knoten Sie Ihr Theraband zu einer Schlaufe und befestigen es an einem Stuhlbein. Führen Sie Ihre Fußspitze in die Schlaufe und strecken Ihr Bein nach vorn (Abb. 21). Halten Sie dabei Ihren Rücken gerade. Atmen Sie während des Ziehens aus (Abb. 22). Kehren Sie langsam wieder in die Ausgangsstellung zurück, wo Sie eine 3-sekündige Entspannungspause einlegen.

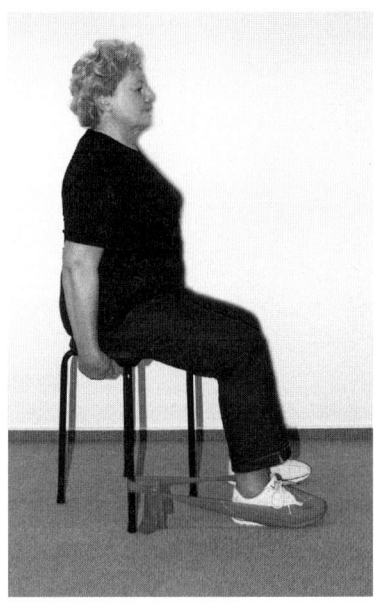

Abb. 21

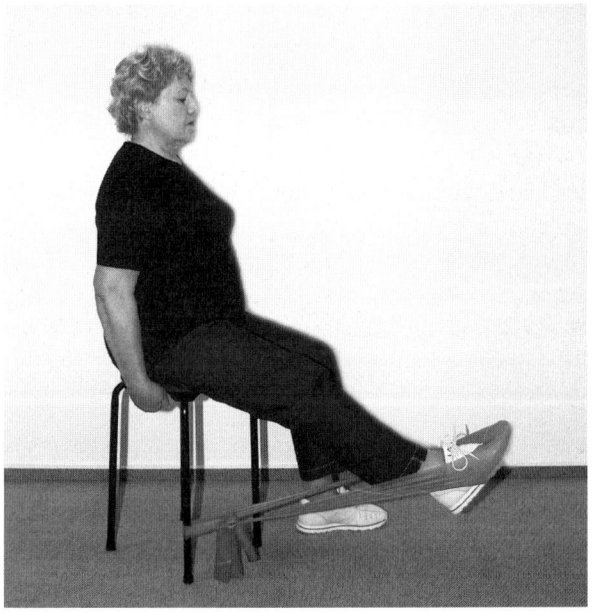

Abb. 22

█ Übung 8: Kräftigung der vorderen Oberschenkelmuskulatur im Stehen (Alternative zu Übung 7)

Stellen Sie sich mit einem Fuß auf beide Enden des Therabandes und führen die Fußspitze in die Schlaufe (Abb. 23). Bewegen Sie dann das Bein gestreckt nach vorn. Der Oberkörper bleibt dabei aufrecht (Abb. 24). Atmen Sie während des Ziehens aus. Kehren Sie langsam wieder in die Ausgangsstellung zurück, wo Sie eine 3-sekündige Entspannungspause einlegen.

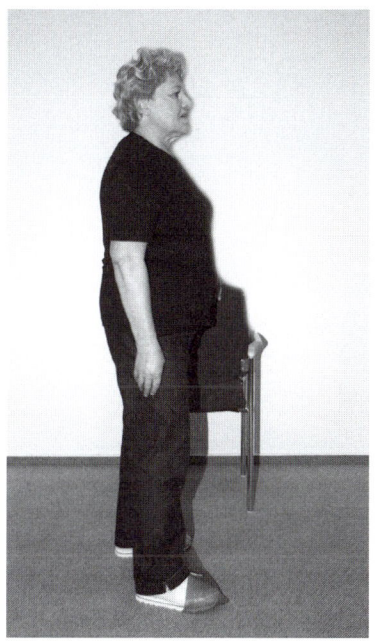 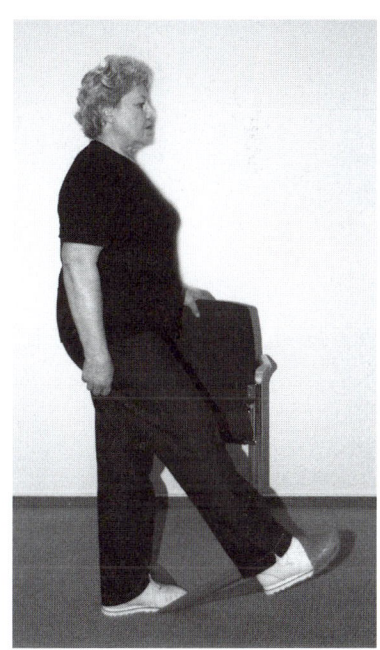

Abb. 23   **Abb. 24**

▌ Übung 9: Kräftigung der hinteren Oberschenkel-, Gesäß- und Rückenmuskulatur

Stellen Sie sich mit einem Fuß auf beide Enden des Therabandes und legen die Schlaufe um Ihre Ferse (Abb. 25). Ziehen Sie das gestreckte Bein ein wenig nach hinten. Stützen Sie sich dabei mit den Armen nach vorne ab und vermeiden Sie eine Hohlkreuzposition (Abb. 26). Atmen Sie während des Ziehens aus. Kehren Sie langsam wieder in die Ausgangsstellung zurück, wo Sie eine 3-sekündige Entspannungspause einlegen.

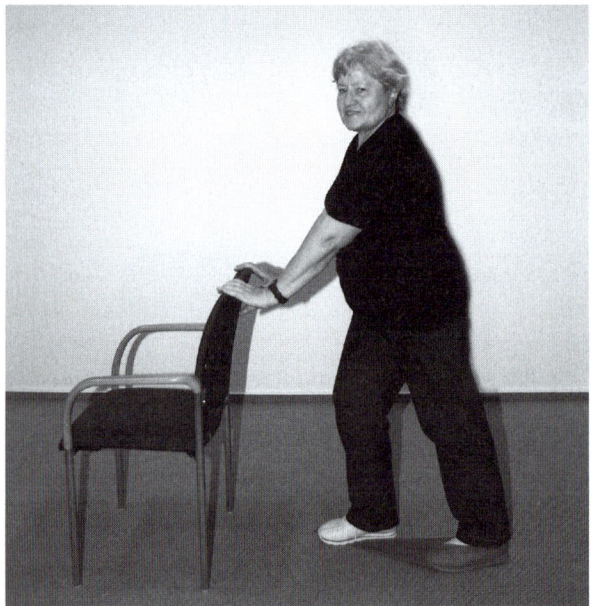

Abb. 25

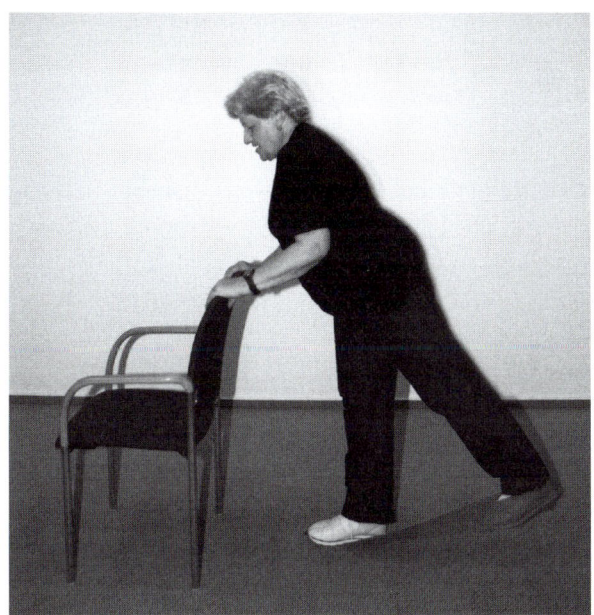

Abb. 26

▌ Übung 10: Kräftigung der seitlichen Oberschenkel- und Gesäßmuskulatur

Stellen Sie sich mit einem Fuß auf beide Enden des Therabandes und führen Sie den anderen Fuß in die Schlaufe (Abb. 27). Ziehen Sie das gestreckte Bein zur Seite (Abb. 28). Atmen Sie während des Ziehens aus. Kehren Sie langsam wieder in die Ausgangsstellung zurück, wo Sie eine 3-sekündige Entspannungspause einlegen.

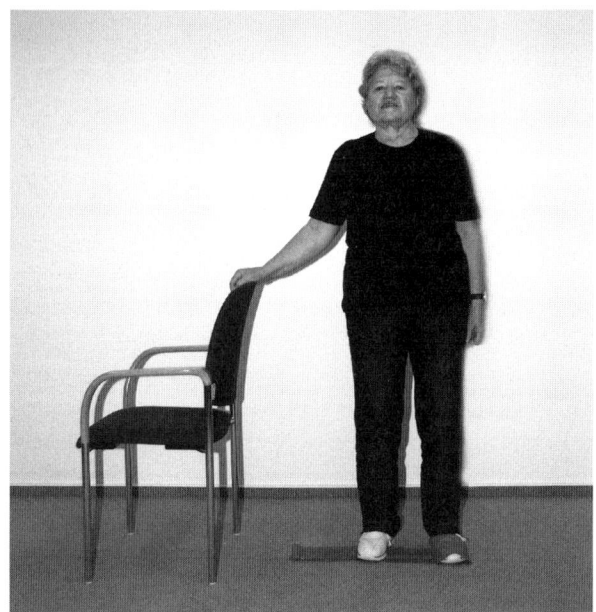

Abb. 27

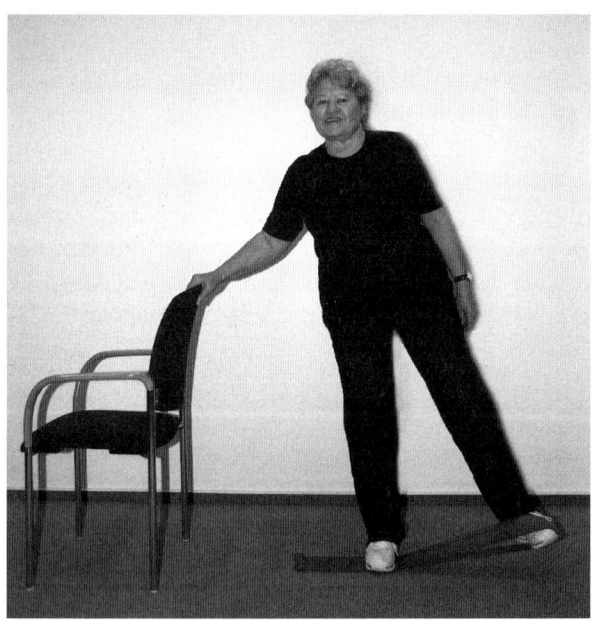

Abb. 28

▌ Dehnübungen

Nachdem Sie Ihre Kräftigungsübungen mit dem Theraband durchgeführt haben, ist es sinnvoll, die beanspruchte Muskulatur zu dehnen. Das trägt zur Entspannung der Muskeln bei, verbessert die Beweglichkeit und beugt Muskel- und Sehnenverletzungen vor. Gehen Sie vorsichtig so weit in die jeweils beschriebene Dehnposition, bis Sie einen Dehnungsreiz, jedoch keinen Schmerz spüren. Halten Sie jede Dehnposition etwa für 10 bis 20 Sekunden, bevor Sie die Seite wechseln.

▌ Übung 11: Dehnung der Nackenmuskulatur

Neigen Sie Ihren Kopf zur rechten Seite. Ziehen Sie den linken Arm Richtung Boden (Abb. 29). Gehen Sie so weit in die Dehnstellung, bis Sie einen Dehnungsreiz in der Nackenmuskulatur auf der linken Seite spüren.

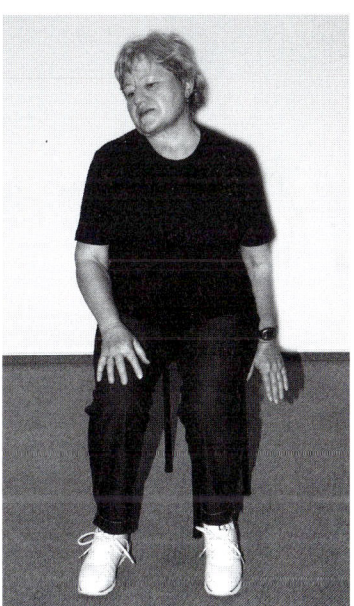

Abb. 29

❚ Übung 12: Dehnung der Brustmuskulatur

Legen Sie Ihre rechte Hand bei gestrecktem Arm nach hinten oben an die Wand. Gehen Sie mit dem rechten Bein nach vorn in die Schrittstellung. Halten Sie dabei Ihren Rücken gerade. Beugen Sie das rechte Knie und verlagern Ihr Gewicht so weit auf das rechte Bein, bis Sie einen Dehnungsreiz in der Brustmuskulatur und im Oberarm spüren (Abb. 30).

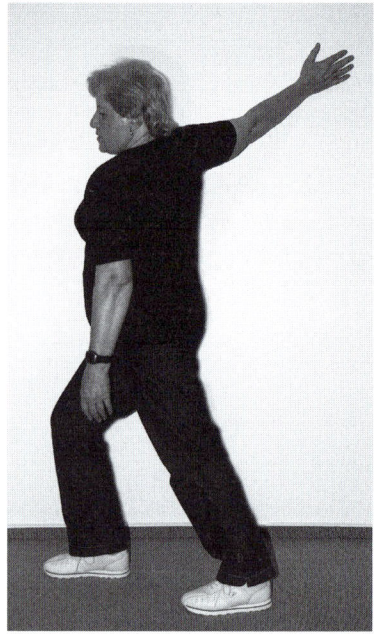

Abb. 30

❚ Übung 13: Dehnung der Armstreckmuskulatur

Legen Sie Ihre rechte Hand in den Nacken, so dass Ihr Ellbogen nach oben zeigt. Fassen Sie dann mit der linken Hand den rechten Ellbogen und ziehen ihn etwas nach unten, bis Sie einen Dehnungsreiz in der Oberarmrückseite spüren (Abb. 31). Achten sie auf eine gerade Haltung Ihres Rückens.

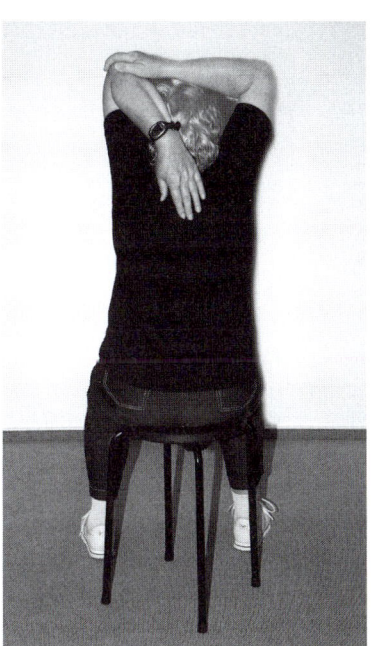

Abb. 31

▌ **Übung 14: Dehnung der Rücken-, Schulter- und Oberarmmuskulatur**

Legen Sie Ihre rechte Hand auf die linke Schulter. Fassen Sie mit der linken Hand Ihren rechten Ellbogen. Ziehen Sie den Ellbogen so weit in Richtung linke Schulter, bis Sie einen Dehnungsreiz im rechten Oberarm und im Rücken spüren (Abb. 32). Achten sie auf eine gerade Haltung Ihres Rückens.

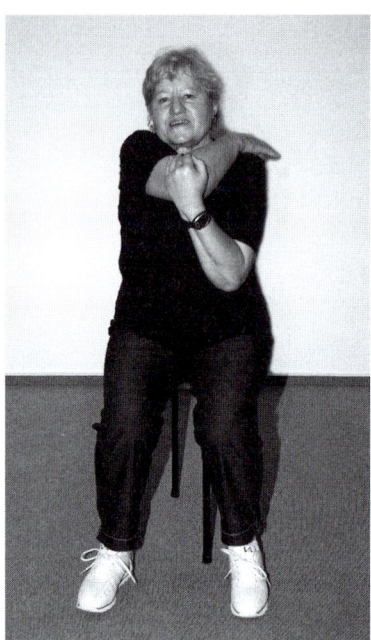

Abb. 32

▌ Übung 15: Dehnung der Wadenmuskulatur

Gehen Sie in die Schrittstellung. Strecken Sie das hintere Bein und drücken Sie vorsichtig die hintere Ferse gegen den Boden. Dabei zeigt die hintere Fußspitze nach vorn. Beugen Sie das vordere Knie, bis Sie einen Dehnungsreiz in der hinteren Wade spüren (Abb. 33).

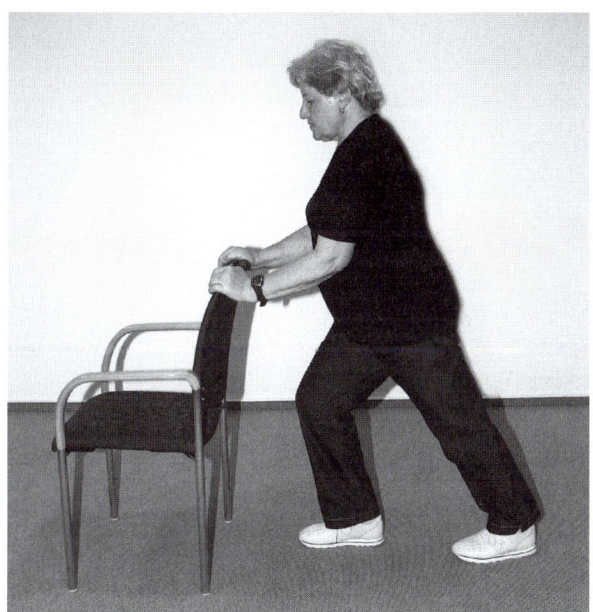

Abb. 33

▌ Übung 16: Dehnung der vorderen Oberschenkelmuskulatur

Fassen Sie mit der rechten Hand das rechte Fußgelenk und ziehen Sie die Ferse vorsichtig in Richtung Gesäß, bis Sie einen Dehnungsreiz in der Oberschenkelmuskulatur spüren (Abb. 34). Zur Erleichterung können Sie ein Handtuch zu Hilfe nehmen, welches Sie um Ihr Fußgelenk wickeln. Vermeiden Sie die Hohlkreuzhaltung.

▌ Übung 17: Dehnung der Oberschenkelrückseite

Legen Sie Ihre Ferse auf einen Stuhl. Beugen Sie sich dann mit geradem Rücken so weit nach vorn, bis Sie einen Dehnungsreiz in der Oberschenkelrückseite spüren (Abb. 35).

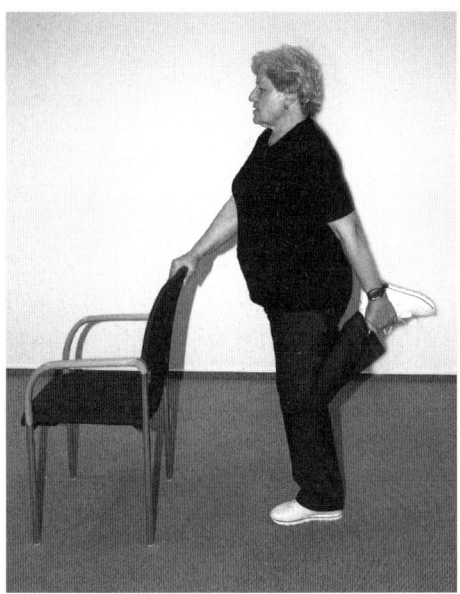

Abb. 34

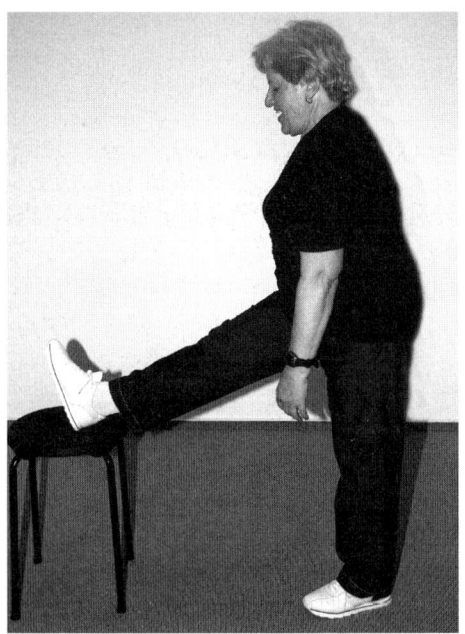

Abb. 35

▌ Übung 18: Dehnung der inneren Oberschenkelmuskulatur

Nehmen Sie eine Grätschposition ein. Beugen Sie das rechte Knie und verlagern Ihr Körpergewicht auf die rechte Seite. Das linke Bein bleibt gestreckt (Abb. 36). Den Dehnungsreiz sollten Sie an der Innenseite des gestreckten Beines spüren.

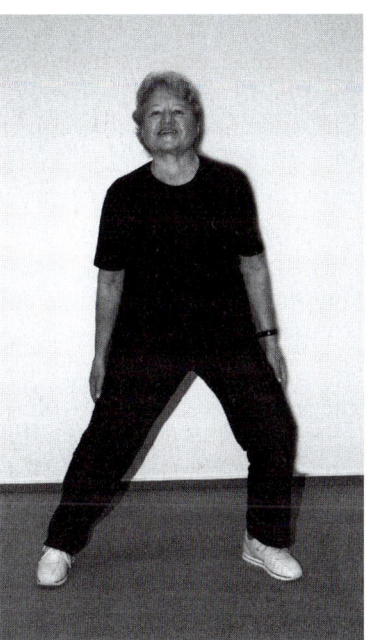

Abb. 36

10 Wie viel Energie brauchen Sie?

Der Mensch benötigt tagtäglich Energie, um existieren zu können. Energielieferanten sind Kohlenhydrate, Fette, Eiweiß und Alkohol. Als Maßeinheit für die Energie dienen uns die Angaben Kalorie oder auch Joule. Eine Kilokalorie (kcal) entspricht 4,184 Kilojoule (kJ). Die bereits erwähnten Energiequellen liefern zwar alle Kalorien bzw. Joule, jedoch in unterschiedlichen Mengen (s. Kapitel 11).

Atmung, Verdauung, Herz-, Nieren- und Gehirntätigkeit sind Funktionen, die ständig aufrechterhalten werden – dies sind Grundfunktionen unseres Körpers, daher wird dieser Energiebedarf auch als *Basisenergieverbrauch* (Grundumsatz) oder *basal metabolic rate* (BMR) bezeichnet.

Der BMR ist von Mensch zu Mensch unterschiedlich und kann errechnet werden:

BMR = Normalgewicht in Kilogramm × 24 kcal pro Tag

Beispiel: 76 kg × 24 kcal = 1824 kcal (s. Seite 91 – Berechnung des Gesamtenergiebedarfs anhand eines Beispiels, ausgehend vom Normalgewicht)

Tabelle 3. Aktivitätsfaktor PAL

Folgende Werte gelten als anerkannt (DGE 2000)		
sitzende Tätigkeit	BMR × 1,4–1,5	(ohne Freizeitaktivität)
sitzende Tätigkeit	BMR × 1,6–1,7	(zusätzliche Aktivität)
gehende Tätigkeit	BMR × 1,8–1,9	(Hausfrauen, Kellner)
anstrengende Arbeit	BMR × 2,0–2,4	(Bauarbeiter, Leistungssportler)

Nach: Kasper H (2004) Ernährungsmedizin und Diätetik, Elsevier GmbH, Urban & Fischer Verlag, München, Jena

Alles, was der Mensch nun zusätzlich als Leistung erbringt, durch Bewegung, Wachstum, Krankheit, Stress, erfordert ebenfalls Energie. Diese Energie wird als *Aktivitätsfaktor* oder *physical activity level* (PAL) (früher auch als *Leistungsumsatz*) bezeichnet.

Der PAL-Wert berücksichtigt im Vergleich zum bisher gebräuchlichen Leistungsumsatz allerdings auch Faktoren, wie Stress, Krankheit und Bettruhe. Zur Berechnung des Gesamtenergiebedarfs werden BMR und PAL-Faktor multipliziert (Tabelle 3).

Berechnung des Gesamtenergiebedarfs anhand eines Beispiels, ausgehend vom Normalgewicht:

Diabetiker, 76 kg Normalgewicht, bei sitzender Tätigkeit

76 kg×24 kcal pro Tag = 1824 kcal = BMR

1824 kcal×1,4 = 2554 kcal = Gesamtenergiebedarf

█ Wann beginnt bei Ihnen Übergewicht?

Übergewicht ist die Ursache einer Vielzahl von Erkrankungen oder Störungen, wie beispielsweise Fettstoffwechselstörungen, Hyperurikämie (Gicht), Bluthochdruck und Diabetes mellitus Typ 2. Abweichungen vom Normalgewicht, hauptsächlich durch Vermehrung des Fettanteils im Körper verursacht, werden als Fettsucht oder auch als Adipositas bezeichnet.

Um feststellen zu können, ob Sie normal-, unter-, oder übergewichtig sind, haben Sie die Möglichkeit, sich Ihren *body mass index* (*BMI*) zu errechnen. Dieser *Körper-Massen-Index* stellt eine Beziehung zwischen dem relativen Körpergewicht und der Körperoberfläche her (Tabelle 4).

Diese Maßeinheit ist international anerkannt und errechnet sich folgendermaßen:

$$\frac{\text{Körpergewicht (kg)}}{\text{Körpergewicht (m)} \times \text{Körpergewicht (m)}} = \text{BMI (kg/m}^2)$$

Tabelle 4. Wünschenswerter BMI unter Berücksichtigung des Alters

BMI (kg/m^2)	Altersklasse
19–24	19–24 Jahre
20–25	25–34 Jahre
21–26	35–44 Jahre
22–27	45–54 Jahre
23–28	55–65 Jahre
24–29	über 65 Jahre

Berechnung des BMI anhand eines Beispiels:
Mann, 55 Jahre, 1,70m groß, 95 kg

$$\frac{95 \text{ kg}}{1,70 \text{ m} \times 1,70 \text{ m}} = 32,8 \text{ kg/m}^2$$

Bezogen auf die Folgeerkrankungen spielt allerdings noch ein anderer Faktor eine Rolle: die Verteilung des Fettes!

Der so genannte „Apfeltyp" mit der Fettverteilung vorwiegend um den Bauch herum ist bezüglich der Stoffwechselstörungen mit einem größeren Risiko verbunden.

Vergleicht man nun den „Birnentyp", bei dem sich das Fett vorwiegend im Hüft- und Oberschenkelbereich befindet mit dem „Apfeltyp", so zeigt sich bei der Birnenform ein vergleichsweise geringes Risiko für das so genannte „Metabolische Syndrom" (Abb. 37). Dieser Begriff steht für eine Gruppe von Stoffwechselerkrankungen, bei denen das Risiko für eine Arterienverkalkung sehr hoch ist. Das metabolische Syndrom beinhaltet die Adipositas, Hyperurikämie, Bluthochdruck, Diabetes mellitus Typ 2 und Fettstoffwechselstörungen.

Wie können Sie erkennen, ob Sie ein Apfel- oder Birnen-Typ sind?

Sie können anhand Ihres Taillen-Hüftquotienten Ihren Typen ermitteln:

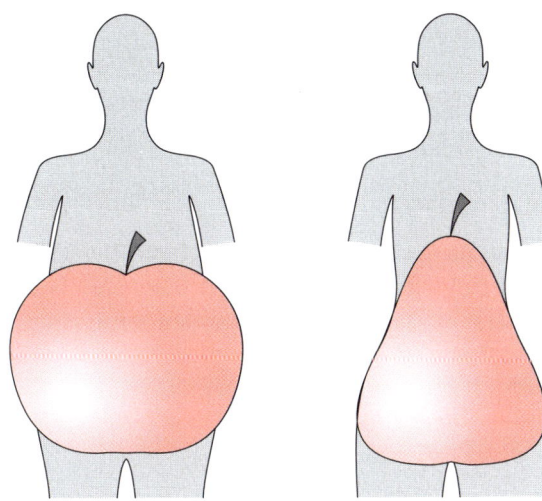

Abb. 37

Taille/Hüftquotient (waist to hip ratio = WHR)

$$\frac{\text{Taillenumfang in cm}}{\text{Hüftumfang in cm}} = \text{WHR}$$

Bei einem Umfangsverhältnis über 1 bei Männern und über 0,85 bei Frauen spricht für den „Apfeltyp".

Berechnung des WHR anhand eines Beispiels:

Der Taillenumfang beträgt bei einer Frau 93 cm, ihr Hüftumfang beträgt 98 cm.

$$\frac{93 \text{ cm}}{98 \text{ cm}} = 0,9$$

Der WHR liegt über 0,85. Das bedeutet, dass in diesem Beispiel der Apfeltyp vorliegt.

Schaffen Sie es, ein paar Kilo abzunehmen, verbessern sich meist auch Ihre Blutwerte: erhöhte Harnsäurewerte und Ihre Blutfettwerte, Ihr Blutdruck und nicht zu vergessen: Ihr Blutzucker!

Es lohnt sich also – *jedes Kilo weniger zählt!*

▌ Wie nehmen Sie sinnvoll ab?

Und ab wann empfiehlt es sich grundsätzlich abzunehmen?

Nach den Richtlinien der Deutschen Gesellschaft für Adipositasforschung ist es auf jeden Fall sinnvoll Gewicht abzunehmen, wenn

▌ der BMI über 30 kg/m^2 beträgt.

▌ bereits bei einem BMI zwischen 25 und 29,9 kg/m^2 Gesundheitsstörungen und/oder ein apfelförmiges Fettverteilungsmuster und/oder Erkrankungen vorhanden sind, die durch das Übergewicht verschlimmert werden können (beispielsweise Bluthochdruck oder ein erhöhter Blutzuckerspiegel).

▌ bei einem BMI zwischen 25 und 29,9 kg/m^2 für Sie ein deutlicher psychosozialer Leidensdruck besteht.

Übergewicht entsteht meist als Ergebnis eines Ungleichgewichtes zwischen Energieaufnahme und Energieverbrauch – wenn also mehr gegessen wird, als der Körper verbraucht, wird die überschüssige Energie eingelagert.

Eine Gewichtsabnahme kann also nur erfolgen, wenn entweder die Energiezufuhr gedrosselt oder der Energieverbrauch gesteigert wird!

Wonach bemisst sich nun eine sinnvolle Gewichtsabnahme?

Folgende Punkte können Ihnen helfen, den langfristigen Sinn einer Kost zur Gewichtsreduktion zu beurteilen:

▌ Verbessern sich Ihre Messwerte der Risikofaktoren, die mit dem Übergewichtes verbunden sind, wie beispielsweise Bluthochdruck, Ihre Blutfett- und/oder Blutzuckerwerte?

▌ Basiert die Kostumstellung auf den Empfehlungen der Deutschen Gesellschaft für Ernährung (DGE) (s. Kapitel 11)?

▌ Verbessert sich Ihr Gesundheitsbewusstsein – also nicht nur Ihre Essgewohnheiten, sondern bewegen Sie sich mehr?

▌ Hat sich Ihre Lebensqualität und Ihre Leistungsfähigkeit durch die Gewichtsabnahme verbessert?

▌ Essen Sie sich satt?

Es gibt eine Vielzahl von Möglichkeiten, Gewicht zu reduzieren. Schauen Sie sich doch nur einmal in einem Buch- oder Zeitschriftenhandel um:

Angefangen bei der Nulldiät, über Formuladiäten bis hin zu Diäten mit extremen Nährstoffrelationen, wie zum Beispiel die berühmte Atkins-Diät, bei der Fett und Eiweiß in unbegrenzter Menge empfohlen werden. Nimmt man diese Vorschläge zur Gewichtsreduktion einmal unter die Lupe, so stellt man fest, dass eine energiereduzierte Mischkost die sinnvollste Maßnahme zur Reduktion des Körpergewichtes darstellt. Kurzum: IDR („Iss das Richtige!") ist immer noch das beste Mittel zum Abnehmen. Eine gemischte Kost gewährleistet im Gegensatz zu anderen Kostvorschlägen die wenigsten Probleme für Ihre Gesundheit (s. Kapitel 11). Bitte starten Sie sanft mit einer Gewichtsabnahme – und nicht mit einer Radikalkur!

Bei einem gewünschten Gewichtsverlust von 1 kg pro Woche müssten pro Tag etwa 1000 Kilokalorien eingespart werden – *so lautet zumindest die Theorie. Dies entspricht auch unserer Erfahrung, nach der es bei einer Mehrzahl der Übergewichtigen im Durchschnitt zu einem Gewichtsverlust von 1–1,5 kg/Woche kommt.*

Wichtiger als das Kalorienzählen ist allerdings der bewusste Einsatz von Fett. Das Fett liefert im Vergleich zu Eiweiß und Kohlenhydraten mehr als das Doppelte an Energie; auch Alkohol hat einen hohen Kaloriengehalt.

Bei einer Gewichtsabnahme kann der BMR (früher Grundumsatz) sinken, wenn das, was gegessen wird, weit unter dem liegt, was benötigt wird, um allein den BMR aufrecht zu erhalten.

Leiden Sie während Ihrer Gewichtsabnahme unter Bewegungsmangel, so werden nicht nur Fett, sondern auch Muskeln abgebaut. Das führt ebenfalls zu einer Senkung des BMR. Je größer der Muskelanteil am Gesamtkörpergewicht ist, desto höher ist Ihr BMR. Ein hoher BMR hilft bei der Gewichtsabnahme und auch bei der Beibehaltung des Gewichtes. Zusätzliche Bewegung ist wichtig, wenn Sie gerne dauerhaft abnehmen möchten! Der Energieverbrauch muss ganz einfach größer sein als die Energiezufuhr.

Sie können sich einen Überblick über Ihr Essverhalten schaffen: Schreiben Sie über mehrere Tage auf, was Sie essen – und aus welchen Gründen Sie essen: Ist es Hunger oder Appetit? Wann essen

Tabelle 5. Meine persönlichen Ernährungsgewohnheiten

Datum/Tageszeit	Lebensmittel/Gericht	Bemerkung

Sie und wie fühlen Sie sich? Eine solche Liste kann helfen, sein Essverhalten genauer unter die Lupe zu nehmen (Tabelle 5).

Zusammenfassend unsere Tipps für eine sinnvolle Gewichtsreduktion:

▮ Bleiben Sie in Bewegung!

▮ Setzen Sie Fett bewusst und sparsam ein!

▮ Essen Sie vielseitig!

▌ Was? Wovon? Wie viel?

Die Energie bzw. Kalorien sind als Brennstoff für unseren Körper sehr wichtig. Leider wird über die Kalorien immer noch viel zu negativ gesprochen. Die in der Nahrung enthaltenden Nährstoffe werden zur Energiegewinnung benötigt sowie zum Aufbau von Körpersubstanz (z.B. Muskulatur) und Wirkstoffen (z.B. Hormonen). Die *drei Hauptnährstoffe* sind *Kohlenhydrate, Eiweiß* und *Fett*, wobei der Energie- bzw. Kaloriengehalt dieser Nährstoffe recht unterschiedlich ist:

1 g Kohlenhydrate = 4 kcal
1 g Eiweiß   = 4 kcal
1 g Fett   = 9 kcal

Neben den Hauptnährstoffen, auch *Makronährstoffe* genannt, gibt es die so genannten *Mikronährstoffe: Vitamine, Mineralstoffe, Spurenelemente, Wasser und Ballaststoffe.* Diese Nährstoffe sind kalorienfrei.

▌ Müssen Sie auf eine besondere Versorgung mit allen Nährstoffen achten?

Grundkenntnisse über eine gesunde Nahrungszusammensetzung und damit vollwertige Ernährung sind für jeden interessierten, gesundheitsbewussten Menschen unentbehrlich. Damit Sie optimal mit allen Makro- und Mikronährstoffen versorgt werden, sollten die Nährstoffe im täglichen Leben in einem ausgewogenen Verhältnis zueinander stehen (Abb. 38).

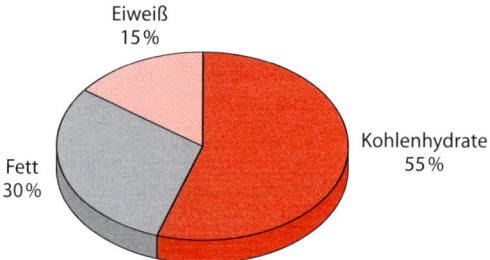

Eiweiß
15%

Fett
30%

Kohlenhydrate
55%

Abb. 38. Optimale Nahrungszusammensetzung

Es kommt jedoch nicht nur auf die richtige Zusammensetzung an, sondern auch auf ihre Verteilung über den Tag. Heute empfiehlt man *täglich drei Hauptmahlzeiten plus je eine Zwischenmahlzeit am Vormittag und am Nachmittag.* Fünf kleinere Mahlzeiten über den Tag verteilt einzunehmen ist weitaus günstiger als die früher üblichen drei Hauptgerichte. Heißhunger kann so vermieden werden und die Hauptmahlzeiten fallen eher kleiner aus. Täglich fünf Mahlzeiten belasten nicht nur die Verdauungsorgane weniger – Sie sind dadurch viel leistungsfähiger!

Gibt es eine spezielle Diabetesdiät?

Eine gute Nachricht vorweg: die Zeiten strenger Diätvorschriften sind vorbei – *es gibt keine Diabetesdiät mehr!* Das zeitgemäße Ernährungskonzept für Menschen mit Diabetes unterscheidet sich nicht wesentlich von den Empfehlungen, die allgemein für Gesunde gelten. Viele Lebensmittel, die „für Diabetiker geeignet" angepriesen werden, haben einen hohen Kalorien- und/oder Fettgehalt. Sie sind meist teurer als herkömmliche Produkte und bieten *keine* entscheidenden Vorteile.

▌ **Wie viel Flüssigkeit brauchen Sie am Tag?** Da unser Körper zu 60% aus Wasser besteht, müssen wir Menschen trinken. Um unseren Wasserhaushalt im Gleichgewicht zu halten, sollten wir täglich mindestens 2 Liter Wasser trinken (Abb. 39).

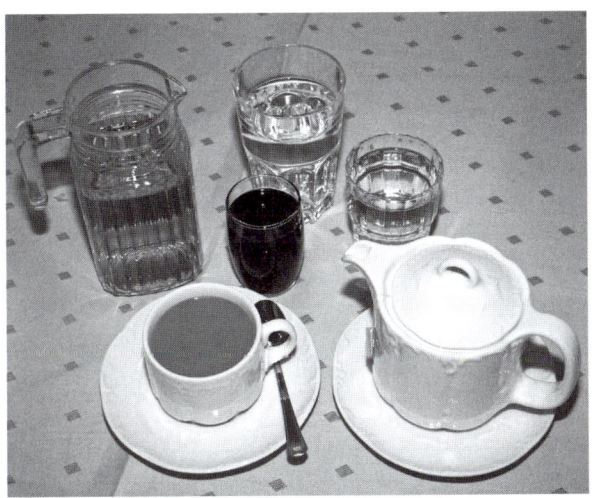

Abb. 39

Wasser dient im Körper:
❚ zur Bildung von Blut, Lymphflüssigkeit, Verdauungssäften
❚ zu Lösung und Transport der Nährstoffe
❚ zu Quellung und Fortbewegung des Speisebreis im Darm
❚ zur Ausscheidung von Stoffwechselendprodukten über die Nieren
❚ zur Wärmeregulation (Körpertemperatur, Schwitzen)

Täglich wird Wasser über Harn, Haut, Lunge und Stuhl ausgeschieden, weshalb die tägliche Wasserzufuhr in ausreichender Menge unverzichtbar ist. Vor allem beim Abnehmen soll reichlich getrunken werden, da auch die Abbauprodukte des Körpers ausgeschieden werden müssen – dies geschieht vor allem über die Nieren. Bei ballaststoffreicher Ernährung (besonders zu empfehlen bei Darmträgheit oder Übergewicht) soll ebenfalls auf reichlich Wasserzufuhr geachtet werden. Wasser ist zur Quellung der Ballaststoffe notwendig; andernfalls können sie eher stopfend wirken. Wasser in ausreichender Menge ist wichtig für eine gesunde Herz-Kreislauf-, Nieren- und Darmfunktion.

▋ **Wasserbedarf.** *Richtwert: 2–3 Liter pro Tag.* Dies kann wie folgt erreicht werden: etwa 1 Liter Wasser aus fester Nahrung (Gemüse und Obst bestehen zu über 80% aus Wasser) und etwa 1,5 bis 2 Liter Trinkflüssigkeit (besonders günstig sind energiefreie Getränke wie Wasser, Mineralwasser, Kräuter- und Früchtetees) (Tabelle 6).

Bei hohen Temperaturen im Sommer, bei starker, körperlicher Beanspruchung, wie z. B. Sport, bei Fieber und während Schwangerschaft und Stillzeit ist der Flüssigkeitsbedarf erhöht.

Tabelle 6. Trinkfahrplan (Vorschlag für die tägliche Praxis)

Ueot	Getränke	Menge (l)
▋ vor dem Frühstück	1 Glas Wasser	0,2
▋ zum Frühstück	1 Glas Saft und	0,4
	1 Tasse Kaffee	
▋ zwischendurch	2 Gläser Wasser	0,4
	oder Saftschorle	
▋ zum Mittagessen	1 Glas Wasser	0,2
	oder Saftschorle	
▋ nachmittags	1 Tasse Kaffee	0,2
	oder Tee	
▋ zum Abendessen	2 Tassen Tee	0,3
vor dem zu Bett gehen	1 Glas Wasser	0,2
	insgesamt	**1,9 Liter**

Die Kohlenhydrate (KH) sind unsere wichtigsten Energielieferanten. Sie werden zur Energiegewinnung in den Korperzellen benötigt. In die Gruppe der Kohlenhydrate gehören alle Zuckerarten und Stärke. KH haben im Gegensatz zu Eiweiß und Fett einen direkten Einfluss auf Ihren Blutzuckerspiegel. Man spricht auch von einer „Blutzuckerwirksamkeit". Damit die Kohlenhydrate aus dem Blut in die Körperzellen gelangen können, wird Insulin benötigt. Wenn Insulin fehlt oder nur unzureichend wirken kann, sammelt sich der Zucker im Blut an. Die Folge davon ist ein erhöhter Blutzuckerwert.

Zu den Kohlenhydraten gehören:
- Haushaltszucker (Saccharose)
- Traubenzucker (Glukose)
- Fruchtzucker (Fruktose)
- Milchzucker (Laktose)
- Malzzucker (Maltose)
- Honig (Invertzucker)
- Stärke

Beispiele für kohlenhydrathaltige Lebensmittel: Brot, Brötchen, Reis, Nudeln, Kartoffeln, Haferflocken, Grieß, Cornflakes, Zwieback, Milch- und Milchprodukte (außer Quark und Käse), Obst und Obstsaft liefern uns Kohlenhydrate (Abb. 40). Für Diabetes-Betroffene gilt die gleiche Empfehlung wie für Stoffwechselgesunde: mindestens 50% des täglichen Energiebedarfs dürfen aus Kohlenhydraten bestehen.

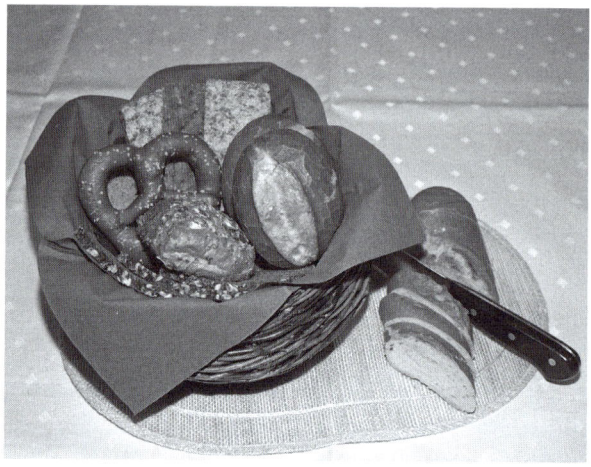

Abb. 40

▌ Warum sollen Sie kohlenhydratreich essen?

Für eine kohlenhydratreiche Ernährung gibt es gute Gründe:
- ▌ Der Anteil an fetthaltigen Lebensmitteln in der Kost kann reduziert werden (günstig im Rahmen einer Gewichtsabnahme).
- ▌ Stärkehaltige und ballaststoffreiche Lebensmittel sättigen gut.
- ▌ Kohlenhydratreiche Lebensmittel sind reich an Vitaminen, Mineralien und sekundären Pflanzenstoffen.

Welche Lebensmittel enthalten Ballaststoffe und was bewirken sie?

Ballaststoffe zählen ebenfalls zur Gruppe der Kohlenhydrate. Sie sind jedoch unverdaulich, liefern somit keine Kalorien und lassen den Blutzucker nicht ansteigen.

Ballaststoffe haben eine Reihe von günstigen Eigenschaften:
- ▌ Sie verlangsamen den Abbau der Kohlenhydrate und glätten Blutzuckerspitzen nach den Mahlzeiten.
- ▌ Sie haben einen günstigen Effekt auf die Blutfette.
- ▌ Sie sorgen für eine geregelte Verdauung.

Tabelle 7. Beispiel für 40 g Ballaststoffe

Lebensmittel	Ballaststoffe (g)
2 Scheiben Weizenvollkornbrot (100 g)	8,4
2 Scheiben Pumpernickel (100 g)	9,3
1 Portion Früchtemüsli (6 EL, 60 g)	4,5
3 Kartoffeln	3,5
2 Kiwis (100 g)	2,1
1 Portion Himbeeren (100 g)	4,7
1 Portion Erbsen (100 g)	4,1
1 Portion Fenchelrohkost (80 g)	3,4
Gesamt	**40,0**

Eine tägliche Ballaststoffmenge von mindestens 40 g ist wünschenswert (Tabelle 7). Wir raten Ihnen, eher mehr als weniger Ballaststoffe zu verzehren.

Folgende Lebensmittel enthalten viele Ballaststoffe: Naturreis, Vollkornnudeln, Vollkornbrot, Vollkornmehl, Weizenkleie, Haferkleie, Obst, Salat, Gemüse, Rohkost, Frischkornbrei, Haferflocken, Nüsse, Kerne und Samen.

Wenn Sie damit beginnen, sich ballaststoffreich zu ernähren, ist es wichtig, ausreichend Flüssigkeit zu trinken. Am besten ist eine Menge von 2–3 Litern täglich, da die Ballaststoffe viel Flüssigkeit aufnehmen und im Darm quellen.

Wie können Sie trotz Diabetes dafür sorgen, dass Ihr Blutzucker auch bei kohlenhydratreicher Ernährung relativ konstant bleibt?

Die Auswahl der kohlenhydrathaltigen Lebensmittel sollte nach deren „Blutzuckerwirksamkeit" erfolgen. Das bedeutet, dass nach Möglichkeit solche Lebensmittel bevorzugt ausgewählt werden, die einen langsamen Anstieg des Blutzuckers bewirken. Lebensmittel, die einen sehr schnellen Blutzuckeranstieg bewirken sind möglichst zu meiden.

▌ **Sehr schneller Anstieg des Blutzuckerspiegels.** Traubenzucker, Malzzucker, Cola, Limonaden und Fruchtsäfte mit Zucker (geeignet nur bei Unterzuckerungen).

❚ **Relativ schneller Anstieg.** Haushaltszucker, Honig, Cornflakes, Knäckebrot, Weißmehlprodukte ohne jegliche Fettzugabe, Kartoffeln ohne zusätzlichen Verzehr von Gemüse etc., Ananas, Weintrauben, Kuchen.

❚ **Mäßig schneller Anstieg.** Milchzucker, Vollkornbrot, Nudeln, Reis, Obst (Bananen, Orangen, Äpfel, Birnen, Pfirsich, Kirschen).

❚ **Langsamer Anstieg.** Fruchtzucker, Milch, Joghurt, Hartgrießteigwaren, Müsli, Hülsenfrüchte.

Neben den Ballaststoffen haben noch weitere Faktoren Einfluss auf die Höhe Ihres Blutzuckers:
❚ Fett und Eiweiß verlangsamen den BZ-Anstieg (jedoch Kaloriengehalt beachten!)
❚ die Konsistenz (Apfelmus bewirkt einen schnelleren Anstieg als roher Apfel)
❚ Trinkmenge zum Essen (viel Flüssigkeit = schneller Anstieg)
❚ die Zubereitungsart (rohe Lebensmittel wirken langsamer als gekochte)

Wie können Sie mit BE oder KE umgehen?

Mit Hilfe der Schätzeinheiten kann der Kohlenhydratgehalt der Lebensmittel und somit die folgende Blutzuckererhöhung abgeschätzt werden.

Zu den Schätzeinheiten zählen:
❚ BE (früher Broteinheit, jetzt Berechnungseinheit)
❚ KE bzw. KHE (Kohlenhydrateinheit)

Die BE bezeichnet eine Nahrungsmittelportion mit 12 g Kohlenhydraten, die KE bzw. KHE eine Portion mit 10 g Kohlenhydraten. Zur Vereinfachung hat man sich heute dazu entschlossen, dass ein Lebensmittel, welches 10–12 g blutzuckererhöhende Kohlenhydrate enthält, einer BE bzw. KE oder KHE entspricht. 1 BE bzw. KE oder KHE erhöht den Blutzucker um ca. 20 bis 45 mg/dl = 1,1 bis 2,5 mmol/l. Das genaue Ermitteln der kohlenhydrathaltigen Lebensmittel ist nur bei einer Insulintherapie erforderlich. Der Grund dafür ist, dass die Kohlenhydratmenge dem Insulinspiegel des Blutes angepasst werden muss, denn der Blutzucker soll weder zu hoch noch zu niedrig sein.

Bei Behandlung mit Sulfonylharnstoffen oder Gliniden (z. B. Euglucon, Glibenhexal, Amaryl, Novo Norm) kann die BE-Berechung für die gleichmäßige Verteilung der Kohlenhydrate über den Tag genutzt werden. Bei Einnahme von Medikamenten mit dem Wirkstoff Metformin oder bei diätetischer Behandlung des Diabetes ist das BE-Abschätzen überflüssig. Wie Sie die Kohlenhydratportionen am günstigsten über den Tag aufteilen, richtet sich nach der Diabetestherapie und sollte mit Ihrem Diabetesteam unter Berücksichtigung Ihrer Ernährungsgewohnheiten besprochen werden. Um die gesunde Ernährung umzusetzen, ist es empfehlenswert, mindestens 14 BE über den Tag verteilt zu essen.

Es gibt so genannte Kohlenhydrattabellen, mit deren Hilfe Sie den Kohlenhydratgehalt von Lebensmitteln abschätzen können. Genaues Abwiegen der Kohlenhydratportionen ist meistens nicht erforderlich.

Alle Lebensmittel, die in den Tabellen angegeben sind (in Gramm, Esslöffel oder Stück) enthalten 1 BE bzw. KHE oder KE.

▌ **Hier einige Beispiele.** Lebensmittelmengen, die ca. 1 BE, KE bzw. KHE *enthalten:*

½ Scheibe Mischbrot, Leinsamenbrot, Weizenvollkornbrot oder Pumpernickel
½ Brötchen oder Vollkornbrötchen
2 Scheiben Knäckebrot
1 Roggentoastbrot
1 dünne Scheibe Grahambrot
1 normalgroßes oder 1/2 großes Croissant
2 Zwieback
½ Laugenbrezel
1 gehäufter Esslöffel Mehl, Type 405, Stärke oder Puddingpulver
3 Esslöffel Weizenvollkornmehl
1 gehäufter Esslöffel Paniermehl

| 3 | Esslöffel Cornflakes oder Haferflocken |
| 2 | Esslöffel Müslimischung, ungezuckert |

2	Esslöffel gekochter Reis oder Nudeln
1	mittelgroße Kartoffel
2	Esslöffel Kartoffelpüree

| 2 | Tassen oder 1 mittelgroßes Glas Milch, Dickmilch, Kefir, Joghurt oder Buttermilch |
| 1 | Diätfruchtjoghurt |

| 3 | gehäufte Esslöffel Erbsen, grün |
| 4 | Esslöffel Maiskörner |

1	kleiner Apfel oder Pfirsich
1	kleine Birne
1	mittelgroße Apfelsine
15	mittelgroße Erdbeeren
10	Stück Kirschen, süß mit Stein
1	mittelgroße oder 2 kleine Kiwis
2	mittelgroße Mandarinen oder Aprikosen
3	kleine oder 2 mittelgroße Pflaumen
½	mittelgroße Banane

| 1 | kleines Glas (1/8 l) Fruchtsaft |

Welche Süßungsmittel gibt es?

▌ Süßstoffe

Süßstoffe haben eine sehr hohe Süßkraft, aber keine bzw. sehr wenig Kalorien. Da Süßstoffe nicht verdaut werden, gelangen sie nicht in den Blutkreislauf und haben somit keine Wirkung auf den Blutzuckerspiegel. Sie sind zum Süßen von Getränken, Nachspeisen und Gebäck geeignet.

Allerdings sind sie nicht wie Zucker zu verwenden, da die „Masse" fehlt. Ein Biskuitteig kann z. b. nicht mit Süßstoff hergestellt werden, für Mürbeteiggebäcke ist er jedoch gut zu verwenden.

Zu den Süßstoffen gehören: Saccharin, Zyclamat, Acesulfam-K, Aspartam, Thaumatin, Neohesperidin-DHC. Neu zugelassen sind seit 2004 außerdem die beiden Süßstoffe Sucralose und Aspartam-Acesulfam-Salz.

Aspartam ist nicht zum Kochen und Backen geeignet; dieser Süßstoff ist nicht hitzebeständig. Süßstoffe werden in Tablettenform, flüssig und als Streusüße im Handel angeboten.

▮ Zuckeraustauschstoffe

Zuckeraustauschstoffe sind kalorienhaltige Süßungsmittel, die Sie anstelle von Zucker zum Süßen, Backen und Kochen verwenden können. Als Zuckeraustauschstoffe bezeichnet man Sorbit, Xylit, Mannit, Isomalt, Lactit und Maltit (Zuckeralkohole), sowie die Zuckerart Fruktose (Fruchtzucker). 100 g Fruchtzucker enthält ca. 400 kcal (1700 kJ) = Kaloriengehalt wie Haushaltszucker. 100 g der Zuckeralkohole enthalten jeweils ca. 240 kcal (1000 kJ).

Wirkung der Zuckeraustauschstoffe auf Ihren Blutzucker: Die Zuckeraustauschstoffe erhöhen den Blutzucker nur sehr geringfügig. Sie müssen deshalb nicht nach BE berechnet werden. Allerdings finden Sie auf Produkten, die mit Sorbit oder Xylit gesüßt sind (z. B. Diätmarmelade) BE-Angaben. Dies ist in der Diätverordnung nach § 20 (2) so vorgeschrieben. Alle Zuckeraustauschstoffe können zu Blähungen und Durchfällen führen. Diese Beschwerden sind häufig von der Menge abhängig und nehmen oftmals mit zunehmender Gewöhnung ab. Die Zuckeraustauschstoffe, insbesondere Fruchtzucker können die Triglyzeride (Neutralfette) im Blut erhöhen. Fruchtzucker hat eine höhere Süßkraft als Haushaltszucker, ist koch- und backfest, doch er führt zu einer schnelleren und stärkeren Bräunung des Gebäcks. Sie können zum Backen auch bedenkenlos Haushaltszucker einsetzen. Günstig ist es, wenn man gleichzeitig ein Vollkornmehl verwendet (z. B. Typ 1050).

▌ **Tipp.** In vielen Backrezepten können Sie zusätzlich den Zuckeranteil um ca. 20% reduzieren, ohne dass die Backeigenschaften verloren gehen. Eventuell die fehlende Süße mit Süßstoff ausgleichen.

▌ Ist es sinnvoll, dass Sie Süßstoffe bzw. Zuckeraustauschstoffe verwenden?

Grundsätzlich wird der Einsatz von Zuckeraustauschstoffen nicht mehr empfohlen. Sinnvoll ist der Einsatz von Süßstoffen in Getränken, Obstkonserven, Marmeladen, sowie in Milchprodukten. Der völlige Verzicht auf Haushaltszucker ist nicht mehr notwendig. Wenn Ihr Blutzuckerspiegel gut eingestellt ist, können Sie ein wenig Haushaltszucker (bis zu 50 g/Tag = ca. 3 flach gehäufte Esslöffel) essen. Günstig ist es hier, wenn der Zucker im Lebensmittel „verpackt" aufgenommen wird. Ungeeignet ist aus unserer Sicht der Einsatz von Zucker in Getränken (außer im Falle der Unterzuckerung!), da hier ein sehr schneller Blutzuckeranstieg eintritt.

13 Empfehlungen zum Fettverzehr

Wofür brauchen Sie Fett?

Fett gehört auch bei Ihnen zu den Hauptnährstoffen. Es liefert ihrem Körper konzentrierte Energie, nämlich mehr als das Doppelte der anderen zwei Hauptnährstoffe Eiweiß und Kohlenhydrate und stellt damit die wichtigste Energiereserve des menschlichen Körpers dar. Gerade für übergewichtige Menschen mit Diabetes mellitus Typ 2 ist daher ein ganz bewusster Umgang mit Fett jedoch enorm wichtig. Eine Reduktion der „Fettkalorien" auf ein „gesundes Maß" hilft, bei der Gewichtsabnahme, da Fett bei wenig Masse konzentrierte Energie enthält. Sie können hier enorm an Kalorien einsparen, ohne sich mengenmäßig besonders einschränken zu müssen.

Das bedeutet: Sparen Sie Fett, aber essen Sie sich auf jeden Fall satt!

Neben der Energiebereitstellung benötigen Sie Fett aber auch noch aus zahlreichen anderen Gründen:

- Die so genannten fettlöslichen Vitamine (Vitamin A, D, E, K) können mit Hilfe des Fettes transportiert werden.
- Fett erfüllt eine Schutzfunktion für Haut, Haare und auch Organe.
- Fett wird als Baustoff für Körperzellen gebraucht; es dient beispielsweise als Bestandteil von Zellwänden.
- Fett wird auch zum Aufbau von Hormonen benötigt.
- Fett liefert Fettsäuren, die Einfluss auf den Cholesterinspiegel haben.
- Fett ist ein Geschmacksträger.

Laut der Deutschen Gesellschaft für Ernährung (DGE) liegt die wünschenswerte Fettzufuhr bei etwa 60 bis 80 Gramm pro Tag; der

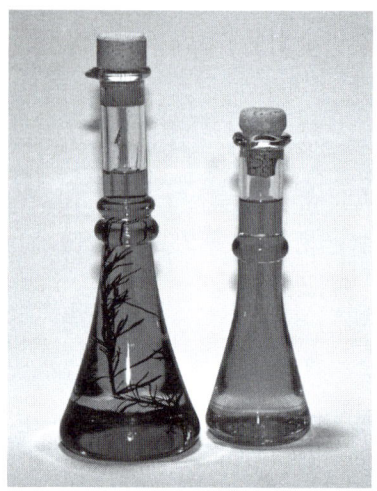

Abb. 41

tatsächliche Fettverzehr liegt in Deutschland pro Tag und Kopf bei etwa 130 bis 160 Gramm (Abb. 41)!

Die empfohlene Fettmenge von 60 bis 80 g soll sich folgendermaßen aufteilen:

▮ 1/3 Streichfett
▮ 1/3 Zubereitungsfett
▮ 1/3 Fett in versteckter Form

Als „verstecktes Fett" werden Fette in Lebensmitteln bezeichnet, also für uns „unsichtbare Fette".

Beispiele für den Fettgehalt von Lebensmitteln:

Ca. 5 g Fett sind enthalten in:
▮ 1 Teelöffel Butter oder Margarine
▮ 1 Esslöffel Halbfettbutter oder Margarine
▮ 2 Teelöffel Öl
▮ 1 Hühnerei
▮ 1 Becher Joghurt, 3,5% Fett
▮ 1 halbes Glas Milch, 3,5% Fett
▮ 1 kleines Schälchen Quark, 20% F. i. Tr.
▮ 1 kleine Scheibe Edamer, 45% F. i. Tr.

▮ 1 kleine Portion Frischkäse, 60% F. i. Tr.
▮ 1 kleine Portion Camembert, 45% F. i. Tr.
▮ 1 dünne Scheibe Zervelatwurst
▮ 1 Scheibe Bierschinken
▮ 1 Scheibe Geflügelwurst
▮ 5 Scheiben Corned Beef
▮ 1 kleine Portion Hühnerbrust

Ca. 10 g Fett sind enthalten in:
▮ 1 gehäuftem Esslöffel geschlagene Sahne, 30% F.
▮ 2 Esslöffel Creme fraiche, 30% F.
▮ 5 Esslöffel saure Sahne, 10% F.
▮ 1½ Gläser Vollmilch, 3,5% F.
▮ 3 Gläser fettarme Milch, 1,5% F.
▮ 2 Becher Vollmilchjoghurt, 3,5% F.
▮ 5 Becher fettarmer Joghurt, 1,5% F.
▮ 1 Stück Rührkuchen
▮ 1 Croissant
▮ 2 Teelöffel Erdnusscreme

Ca. 20 g Fett sind enthalten in:
▮ 1 mittelgroße Portion Pommes
▮ 1 Stück Schwarzwälder Kirschtorte

Ca. 30 g Fett sind enthalten in:
▮ 1 Bockwurst
▮ 1 Tafel Schokolade

Ca. 40 g Fett sind enthalten in:
▮ 1 Bratwurst vom Schwein

Welche „Sparmaßnahmen" für das Fett gibt es?
Folgende Tipps können helfen, den Fettverzehr auf eine angemessene Menge von 60 bis 80 Gramm pro Tag anzupassen. Gehen Sie bewusster mit Fett um!
▮ Beim Einkauf geht's los: nehmen Sie sich ein wenig Zeit und wählen Sie bei Lebensmitteln die fettarme Variante, beispielsweise Milch mit 1,5% Fett statt Milch mit 3,5% Fett.

▌ Streichen Sie Butter oder Margarine sparsam auf Ihr Brot oder Brötchen.

▌ Bei streichfähigem Brotbelag erübrigt sich der Einsatz von Streichfett.

▌ Setzen Sie Halbfettbutter oder Halbfettmargarine ein; dadurch reduziert sich der Fettgehalt um die Hälfte.

▌ Versuchen Sie einmal, das Zubereitungsfett abzumessen, zum Beispiel mit einem Teelöffel.

▌ Bringen Sie Abwechslung in Ihren Küchenalltag und setzen Sie fettsparendes Gargeschirr ein; beispielsweise eine Teflonpfanne, den Bratschlauch oder den Römertopf!

▌ Grillen, dünsten, dämpfen und kochen sind schmackhafte und gleichzeitig fettsparende Garmethoden!

▌ Bereiten Sie leckere Saucen mit Dickmilch oder saurer Sahne statt mit süßer Sahne zu.

▌ Passiertes Gemüse eignet sich besonders zum Binden von Saucen und gibt dem Gericht eine ganz eigene Geschmacksnote!

▌ Salatsaucen lassen sich hervorragend mit Dickmilch, Joghurt oder auch Magerquark anstelle von Mayonnaise herstellen.

▌ Cholesterin

Neben der Einschränkung der Fettzufuhr spielt jedoch auch die richtige Auswahl der Fette eine wichtige Rolle. Ein hoher Cholesterinspiegel wird als eine der Hauptursachen für die Verkalkung der Blutgefäße gerade bei Diabetikern betrachtet.

Allerdings ist Cholesterin nicht gleich Cholesterin: Cholesterin ist ein Fettbegleitstoff, der zum einen von der Leber selber produziert wird und auf der anderen Seite auch über tierische Lebensmittel in unseren Körper gelangt. Cholesterin erfüllt im Organismus wichtige Aufgaben. Beispielsweise ist Cholesterin ein Bestandteil in Zellwänden. Cholesterin wird für die Bildung von Gallensäuren benötigt. Nicht zu vergessen ist die Bedeutung des Cholesterins bei der Bildung von Hormonen (z.B. Sexualhormonen) und Vitamin D.

▮ Weshalb ist ein erhöhter Cholesterinspiegel ein Risiko für Ihre Blutgefäße?

Fette (Lipide und Cholesterin) werden im Blut an Eiweiße (Proteine) gebunden, damit die Fette besser transportiert werden können. Diese Verbindung wird Lipoprotein genannt. Fette haben eine geringere Dichte als Eiweiße, daher werden Lipoproteine nach ihrer Dichte unterschieden. Die Dichte von Lipoproteinen ist hoch, wenn sie viel Eiweiß enthalten; sie ist niedrig, wenn die Lipoproteine mehr Fett oder Cholesterin enthalten.

▮ Die guten und bösen Blutfette

Die Begriffe HDL- und LDL-Cholesterin kommen aus dem Englischen und bedeuten: High Density Lipoprotein = Lipoproteine (L) mit einer hohen (H) Dichte (D). Sie bestehen zu 50% aus Eiweiß. Low Density Lipoprotein = Lipoproteine (L) mit einer niedrigen (L) Dichte (D). Sie bestehen zu ca. 70% aus Cholesterin.

HDL sind im Volksmund auch als „gutes Cholesterin" bekannt, denn sie transportieren überschüssiges Cholesterin zur Leber zurück. Je höher der HDL-Spiegel im Blut ist, desto besser funktioniert bei Ihnen dieser Transport und umso mehr sind Ihre Blutgefäße vor Verkalkung und damit vor einem Verschluss geschützt! Bewegungsmangel, Übergewicht, Rauchen und erhöhte Blutfettspiegel (Triglyzeridspiegel) sind oft mit niedrigen HDL-Werten verbunden. Hohe Spiegel an Neutralfetten (Triglyzeride) finden sich besonders bei Diabetikern.

▎ Triglyzeride

Triglyzeride sind Nahrungsfette, aber auch die Fette, die im Körper als Depotfett gespeichert werden. Auch erhöhte Triglyzeridwerte stellen ein erhöhtes Risiko für Gefäßveränderungen dar. Ideal ist der Triglyzeridspiegel unter 150 mg/dl = 1,7 mmol/l.

▎ Die Geschichte der Arteriosklerose des Diabetikers

Unter Arteriosklerose versteht man eine Veränderung der Arterienwand in Form von Verkalkung und Verdickung. Zu den Gefäßveränderungen kommt es dann, wenn das LDL-Cholesterin oxidiert, also chemisch verändert wird (durch so genannte „freie Radikale" = Stoffwechselprodukte, die beispielsweise durch Zigarettenrauch, Medikamente oder auch der UV-Bestrahlung entstehen). Oxidiertes LDL-Cholesterin begünstigt die Entstehung von so genannten Schaumzellen, die ein ganz typisches Merkmal für die frühe Arteriosklerose sind. Durch die Bildung und Ansammlung von Schaumzellen entstehen wiederum so genannte Fettstreifen (fatty streaks). Aus dieser frühen Läsion (Schädigung) kann sich eine fortgeschrittene Läsion entwickeln, die eine Verengung des Gefäßes und schließlich einen Verschluss verursacht. Das Ausmaß einer Arteriosklerose hängt auch von der Anzahl und Ausprägung der Risikofaktoren ab, die ein Mensch mitbringt. Als Risikofaktoren gelten Bluthochdruck, Fettstoffwechselstörungen, Diabetes mellitus, Rauchen, Übergewicht, Stress, aber auch die Vererbung.

Wie können Sie selbst Ihren HDL-Wert, den LDL-Wert und die Neutralfette so beeinflussen, dass Ihr Risiko für eine Gefäßverkalkung sinkt? Neben der generellen Einschränkung der Fettzufuhr spielt auch die Auswahl der Nahrungsfette eine große Rolle. Die Qualität der Fette erkennt man an der Fettsäurenzusammensetzung.

Fettsäuren werden unterteilt in:
▮ gesättigte Fettsäuren (enthalten in Fetten, die bei Zimmertempera-
tur fest sind, wie z. B. Kokosfett, Rindertalg, außerdem in Speck,
Wurst, Fleisch, Käse, Schokolade und fetthaltigen Fertiggerichten)
▮ einfach ungesättigte Fettsäuren (vorwiegend enthalten in Oli-
venöl, Rapsöl, Haselnussöl, Olivenölmargarine, Rapsölmargarine)
▮ mehrfach ungesättigte Fettsäuren (vorwiegend enthalten in Dis-
telöl, Sonnenblumenöl, Sojaöl, Walnussöl, Diätmargarine)

Gehärtete Fette (enthalten in einigen Margarinesorten oder auch
Fertigprodukten) haben die gleiche Wirkung wie Fette mit gesättigten Fettsäuren (Tabelle 8).

Die Fettzusammensetzung kann Ihren HDL- als auch den LDL-
Spiegel beeinflussen: Fette, die reich an einfach ungesättigten Fettsäuren sind, senken das LDL-Cholesterin, ohne jedoch das HDL-
Cholesterin zu senken. Fette, die vorwiegend mehrfach ungesättigte
Fettsäuren enthalten, senken den gesamten Cholesterinspiegel und
damit auch das HDL-Cholesterin. Fette, die einen hohen Anteil an
gesättigten Fettsäuren beinhalten, sind in erster Linie für den Anstieg des LDL-Cholesterinspiegels verantwortlich und damit auch
für die so genannte Arteriosklerose (Arterienverkalkung).

Gefäßschützende Wirkung: Omega-3-Fettsäuren, wie sie zum Bei-
spiel in Lachs, Makrele, Hering und Thunfisch, aber auch in Leinöl,
Walnussöl oder Sojaöl vorkommen, haben eine gefäßschützende
Wirkung. Sie hemmen die Triglyzeridbildung in der Leber.

Ballaststoffe können ebenso helfen, den Cholesterinspiegel zu
senken. Ballaststoffe, die den Cholesterinspiegel senken können,
sind vorwiegend in Obst, Gemüse und Hafer enthalten. Laut der
Deutschen Gesellschaft für Ernährung helfen fünf Portionen Obst
und Gemüse täglich bei der Aufnahme dieser Stoffe.

Vitamin C, E, Betakarotin, Mineralstoff Selen sowie sekundäre
Pflanzenstoffe dienen als „Radikalfänger" bzw. Antioxidantien und
stellen einen wirksamen Gefäßschutz dar.

Was können Sie bei erhöhten Triglyzeriden tun?
▮ Fettverzehr und Alkoholgebrauch reduzieren
▮ Süßstoff statt Zuckeraustauschstoff und Zucker einsetzen
▮ Bevorzugung von Lebensmitteln mit Omega-3-Fettsäuren

Tabelle 8. Fettsäurenzusammensetzung gängiger Nahrungsfette

100 ml enthalten:	Gesättigt (g)	Einfach ungesättigt (g)	Mehrfach ungesättigt (g)
Flüssige Fette			
█ Distelöl	8,0	13,0	70,0
█ Erdnussöl	15,0	46,0	30,0
█ Haselnussöl	7,0	71,0	13,0
█ Kürbiskernöl	16,0	32,0	43,0
█ Leinöl	9,0	16,0	66,0
█ Macadamianussöl	14,0	71,0	6,0
█ Maiskeimöl	14,0	27,0	50,0
█ Olivenöl	14,0	71,0	6,0
█ Rapsöl	8,0	56,0	27,0
█ Sojaöl	12,0	19,0	60,0
█ Sonnenblumenöl	10,0	20,0	61,0
█ Spezialöl „Heiße Küche"	8,0	77,0	6,0
█ Traubenkernöl	10,0	16,0	56,0
█ Walnussöl	7,0	18,0	66,0
█ Weizenkeimöl	14,0	18,0	59,0
Feste Fette			
█ Butter	51,0	26,0	3,0
█ Butter, halbfett	24,0	12,0	2,0
█ Diätmargarine (z. B. Becel)	18,0	22,0	40,0
█ Diäthalbfettmargarine	10,0	10,0	20,0
█ Frittierfett	44,0	38,0	13,0
█ Gänseschmalz	27,0	58,0	11,0
█ Halbfettbutter	26,0	12,0	2,0
█ Halbfettmargarine (z. B. Lätta)	10,0	11,0	18,0
█ Hühnerfett	28,0	45,0	23,0

Tabelle 8 (Fortsetzung)

100 ml enthalten:	Gesättigt (g)	Einfach ungesättigt (g)	Mehrfach ungesättigt (g)
▮ Kokosfett	86,0	6,0	2,0
▮ Margarine	20,0	37,0	19,0
▮ Margarine aus Sojaöl	21,0	37,0	20,0
▮ Olivenölmargarine	22,0	48,0	10,0
▮ Olivenölmargarine, *fettreduziert*	18,0	30,0	12,0
▮ Mayonnaise (80% Fett)	11,0	20,0	50,0
▮ Mayonnaise (50% Fett)	7,0	18,0	10,0
▮ Schweineschmalz	40,0	45,0	11,0

14 So gesund, wie ein kleines Steak…

Jedes mal, wenn Sie eine große Portion Eiweiß essen, was bei einem „ordentlichen Steak" schon der Fall wäre, bekommen Ihre Nieren Arbeit. Diese müssen dann das Endprodukt des Eiweißstoffwechsels, den Harnstoff ausscheiden. *Je mehr Eiweiß Sie essen, desto mehr Harnstoff fällt an, der über Ihre Nieren ausgeschieden werden muss.* Außerdem steigen über einen noch ungeklärten Mechanismus die Durchblutung und der Druck in den Nierenkörperchen für einige Zeit an. Einer gesunden Niere macht das nichts aus. Aber für eine Niere, die möglicherweise aufgrund Ihrer Zuckererkrankung geschädigt ist, bedeutet dies natürlich jedes Mal „Mehrarbeit" und Belastung. *Diese „Mehrarbeit" kann zu einer frühzeitigen Schädigung der Nieren führen.* Durch eine ärztliche Untersuchung und einfache Tests kann eine Nierenerkrankung rechtzeitig erkannt und ihr weiteres Fortschreiten verhindert oder wenigstens verlangsamt werden. Ein hoher Eiweißverzehr zu einer Mahlzeit führt zu einem vorübergehenden Anstieg der Eiweißkonzentration im Blut. Dies wirkt genau wie bei einer Unterzuckerung als starker Reiz auf die Bauchspeicheldrüse, wodurch das Hormon Glukagon ins Blut freigesetzt wird. Hohe Glukagonspiegel schwächen die Wirkung des Insulins bzw. heben sie ganz auf. Ein Teil des Eiweißes wird durch das Glukagon in der Leber zu Glukose umgewandelt, wodurch es zu einem Blutzuckeranstieg kommt. Ab welcher Menge diese Wirkung einsetzt ist individuell verschieden. Daher sollten Sie bei der Aufstellung des eigenen Ernährungsplanes auch darauf achten, die Eiweißmengen möglichst gleichmäßig über den Tag zu verteilen.

Welche Aufgaben erfüllt das Eiweiß?

Eiweiß ist ein Nahrungsbestandteil, auf den Sie *nicht verzichten* können. Einige der einzelnen Eiweißbausteine, die Aminosäuren, sind sogar *lebensnotwendig*. Sie sind z.b. wichtig beim Aufbau unserer Körperzellen, Hormone und Blutbestandteile. Insgesamt gibt es zwanzig verschiedene Aminosäuren, von denen der Körper jedoch nur zwölf selbst herstellen kann. *Das bedeutet, dass Sie acht Aminosäuren über die Nahrung aufnehmen müssen.*

In welchen Lebensmitteln finden Sie Eiweiß? Beim Eiweiß unterscheidet man zwischen *Eiweiß tierischer und pflanzlicher Herkunft.*

Beispiele tierischer Herkunft:
Fleisch, Fisch und Wurst
Milch und Milchprodukte, Käse, Eier

Beispiele pflanzlicher Herkunft:
Getreide, Getreideprodukte wie Brot, Nudeln, Reis
Hülsenfrüchte, Kartoffeln, Soja, Gemüse

Allerdings kann Ihr Körper nicht alle Eiweiße gleich gut aufnehmen und verwerten. Er kann z.b. die tierischen Eiweiße viel besser verwerten, als die pflanzlichen. Dennoch wissen wir alle, dass pflanzliche Lebensmittel in vielen Fällen, wie auch in diesem „*gesünder*" sind. Eine *clevere Kombination von tierischem und auch pflanzlichem Eiweiß ist gerade für Menschen mit Diabetes optimal.* In diesem Fall können sich die Aminosäuren aus den tierischen Lebensmitteln mit denen aus den pflanzlichen ergänzen. Aus dieser ergänzten Form kann Ihr Körper den für Sie optimalen Nutzen ziehen. So können Sie Ihre Versorgung mit lebensnotwendigen Aminosäuren gewährleisten.

Ihre idealen Kombinationspartner sind:
█ Getreideerzeugnisse mit Milch, Fleisch, Fisch und Ei
█ Kartoffeln mit Milch, Fleisch, Fisch und Ei
█ Hülsenfrüchte mit Milch, Fleisch, Fisch, Ei oder Getreideerzeugnissen

Innerhalb einer Mahlzeit oder von möglichst kurzer Zeit (max. 4 Stunden) kann die „Ergänzungswirkung" am besten wirken.

Achtung: Je fettärmer ein Lebensmittel ist, desto mehr Eiweiß enthält es. D.h. gerade bei Wurst, Käse, Fleisch und Fisch nicht unbedingt die ganz mageren Produkte auswählen. Allerdings ist es wichtig, welche Menge Sie davon essen, da sich zu viel Fett wiederum negativ auf Blutfette und Gewicht auswirken.

▌ Wie viel Eiweiß pro Tag?

Im Durchschnitt essen wir doppelt so viel Eiweiß als nötig. *Die Empfehlung der DGE (Deutsche Gesellschaft für Ernährung) lautet: 0,8 g Eiweiß pro kg Körpergewicht (bei Normalgewicht).* Diese Menge reicht, um den Körper mit den notwendigen Aminosäuren zu versorgen. Der tatsächliche Eiweißverzehr in Deutschland liegt bei durchschnittlich 1,6 g Eiweiß pro kg Körpergewicht am Tag.

Beispiel: Ein Mensch ist 1,70 m groß = Normalgewicht: 170 cm minus 100 = 70 kg. Also: $70 \times 0,8 = 56$ g Eiweiß pro Tag.

Das ist nicht sonderlich viel, wenn wir zu unserem Steak zurückkommen, was bei einem Gewicht von sagen wir 150 g schon 32 g Eiweiß enthält. Es ist jedoch nicht das Ziel bei jedem Diabetiker auf einen Level von 0,8 g Eiweiß oder sogar noch darunter zu kommen. Dennoch: *Jede kleine Verminderung einer deutlich erhöhten Eiweißzufuhr ist eine Entlastung für die Nieren.*

Eiweißangaben zum Abschätzen:

Fleisch, Wurst, Fisch und Geflügel
▌ Fleisch, Fisch, Geflügel (pro Portion 150 g) = etwa 30 g Eiweiß
▌ Wurst (pro Scheibe 25 g) = etwa 5 g Eiweiß
▌ Hühnerei (60 g) = etwa 8 g Eiweiß

Milch und Milchprodukte, Käse
▌ Joghurt, Milch, Kefir pro Portion (150 g) = etwa 6 g Eiweiß
▌ Quark, Hüttenkäse pro Portion (150 g) = etwa 20 g Eiweiß

▌ Schnitt-, Weichkäse pro Portion (30 g) = etwa 7 g Eiweiß
▌ Hartkäse pro Portion (30 g) = 9 g Eiweiß
▌ Frischkäse pro Portion (30 g) = 3 g Eiweiß

Getreideprodukte
▌ pro Scheibe Brot (50 g) = etwa 4 g Eiweiß
▌ pro Portion Müsli (60 g) = etwa 7 g Eiweiß
▌ pro Portion Nudeln (60 g roh, 300 g gekocht) = etwa 7 g Eiweiß
▌ pro Portion Reis (60 g roh, 200 g gekocht) = etwa 4 g Eiweiß

Gemüse, Hülsenfrüchte, Nüsse
▌ Gemüse (150 g) = im Durchschnitt etwa 1–3 g Eiweiß
▌ Erbsen, Grünkohl (150 g) = etwa 4 g Eiweiß
▌ Kidneybohnen (150 g) = etwa 8 g Eiweiß
▌ Linsen (60 g) = etwa 5 g Eiweiß
▌ Soja (Tofu) (100 g) = etwa 8 g Eiweiß
▌ Nüsse (30 g) = etwa 4–8 g Eiweiß

5 goldene Regeln für Menschen mit Diabetes zur Eiweißreduzierung:
▌ Belag (Wurst, Käse) dünn schneiden
▌ Alternativen wählen, auch mal Tomaten, Gurken, Radieschen aufs Brot
▌ nur einmal am Tag Fleisch/Fisch/Geflügel und kleine Portionen
▌ Milch ist kein Getränk
▌ Obst anstatt Joghurt oder Quark als Zwischenmahlzeit

15 Dürfen Sie als Diabetiker Alkohol trinken?

Es gibt keine rationalen Gründe, Ihnen Ihrer Erkrankung wegen den Alkoholgenuss zu verbieten. Aus denselben Motiven wie ein Stoffwechselgesunder können Sie Alkohol trinken: weil es schmeckt, weil es in Gesellschaft üblich ist, weil es Wohlbefinden und Lebensqualität steigert. Bei übermäßigem Alkoholgenuss bestehen grundsätzlich die gleichen Gefahren wie bei einem Nichtdiabetiker. Alkohol in vernünftigen Mengen genossen, scheint sogar ein Schutzfaktor hinsichtlich Gefäßerkrankungen zu sein.

▌ **Was bedeutet moderater Alkoholkonsum?** Für den Mann entspricht ein moderater Alkoholkonsum 1 Weizenbier (0,5 Liter = 20 g Alkohol), und für die Frau 1 Glas Wein (10 g Alkohol). *An diesem Punkt appellieren wir ausdrücklich an Ihre Eigenverantwortung. Diese Ausführungen dürfen und sollen kein Freibrief für einen unüberlegten Alkoholgenuss sein.*

Wie beeinflusst zuviel Alkohol Ihren Blutzucker?

Alkohol verhindert, dass in der Leber Zucker neu gebildet wird. Deshalb können bei Insulinbehandlung oder bei Einnahme von bestimmten Diabetesmedikamenten (z. B. Amaryl, Novo-Norm, Glibenclamid) Unterzuckerungen auftreten.

Dies kann gefährlich werden, da die alkoholbedingten Unterzuckerungen häufig erst spät in der Nacht oder sogar erst am nächsten Vormittag auftreten. Vermehrter Alkoholgenuss ist als eine Sondersituation zu bewerten. Vorsicht bei Alkoholkonsum am

Abend – es besteht eine erhöhte nächtliche Unterzuckerungsgefahr. Dies trifft insbesondere zu für sportliche Aktivität nach Feierabend mit anschließendem Alkoholgenuss.

Tipp

▌ Spritzen Sie für alkoholische Getränke kein Insulin!
▌ Lassen Sie nie für Alkohol kohlenhydrathaltige Lebensmittel weg!
▌ Nehmen Sie kohlenhydrathaltige Lebensmittel für den Notfall mit (neben Traubenzucker auch z. B. Müsliriegel, Zwieback, Banane).
▌ Trinken Sie nie alkoholische Getränke auf leeren Magen, besser nach einer kohlenhydratreichen Mahlzeit.

Tabelle 9. Kaloriengehalt verschiedener Alkoholika

Durchschnittswerte	1 Glas (l)	Alkohol (g)	Energie (kcal)	Kohlen-hydrate (g)
▌ Bier				
Export, Pils	0,2	8	84	6
alkoholreduziert	0,2	5	50	4
alkoholfrei	0,2	0,7	52	10,7
Diätbier	0,2	10	76	1
Doppelbock	0,2	12,6	124	8
Weizenbier	0,5	18	190	15
Bier mit Limonade (Alster, Radler)	0,2	4	68	10
▌ Cidre, trocken	0,2	8	70	5
▌ Federweißer	0,2	8	155	24
▌ Obstwein	0,125	6	60	3
▌ Rotwein, leicht; Rosé	0,125	13	80	1
▌ Sekt, sehr trocken	0,1	10	75	1,5
▌ Sherry, trocken	5 cl	8	60	1
▌ Wacholder u. ä. (38 Vol.%)	2 cl	8	45	
▌ Weinbrand	2 cl	7	50	
▌ Weißwein, trocken	0,125	12	85	1

Eine unangenehme Begleiterscheinung eines übermäßigen Alkohol-konsums ist der Kalorienaspekt (1 g Alkohol hat 7 kcal) (Tabelle 9).

Was sollten Sie bei der Auswahl alkoholischer Getränke berücksichtigen?

Alle Alkoholika, die einen hohen Restzuckergehalt haben, sind un-geeignet, da sie den Blutzucker schnell und stark erhöhen können. Hierzu zählen:

▌ aufgesetzte Brände (z. B. Apfelkorn)
▌ Liköre
▌ lieblicher Wein (rotes Weinsiegel, grünes Weinsiegel)
▌ Dessertweine (Portwein, Madeira)
▌ süßer und halbtrockener Sekt

Folgende alkoholische Getränke sind für Sie geeignet:
▌ trockene Weine (gelbes Weinsiegel; trockene italienische, spa-nische und französische Weine erkennt man an dem Aufdruck „secco", „seco" oder „sec")
▌ trockener Sekt („extra brut", „extra herb")
▌ Bier
▌ Branntweine (z. B. Whiskey, Cognac, Aquavit, Korn, Arrak, Rum, Obstbranntwein)

Bier, alkoholfreies Bier, Diätbier oder Leichtbier?
Hierzulande gibt es viele verschiedene Biersorten, bei denen der Malzzucker- und Alkoholgehalt erheblich schwankt. Trinkt man ei-ne Flasche (500 ml) zur Mahlzeit oder zum Abend, so sollte das Bier nicht mit Insulin abgedeckt werden. Tolerieren Sie lieber den kurzzeitigen Blutzuckeranstieg, da es im Anschluss zu einer länger-fristigen Blutzuckersenkung kommt. Der Kohlenhydratgehalt von alkoholfreiem Bier muss mit Insulin abgedeckt werden. Der Genuss von Leichtbier ist eine Alternative gegenüber dem normalen Bier. Es ist im Alkohol- und Kohlenhydratgehalt unterschiedlich redu-ziert. Bitte beachten Sie die Etikettierung. (z. B. Jever-light; Bitbur-

ger-light). Um die Blutzuckerwirkung des Malzzuckers auszuschließen, wäre ein Diätpils geeignet. Bedenken Sie dennoch die blutzuckersenkende Wirkung des Alkohols.

Bluthochdruck (Hypertonie) ist neben Diabetes, erhöhten Blutfetten und Rauchen einer der wichtigsten Risikofaktoren für die vorzeitige Gefäßverkalkung. Ihr Blutdruck ist zu hoch, wenn bei Ihnen wiederholt systolische Werte von 140 mmHg und diastolische Werte von 90 mmHg im Sitzen gemessen werden. Ihr Zielwert als Diabetiker sollte sogar noch unter den oben genannten Grenzen liegen. Haben Sie zusätzlich eine Nierenerkrankung, muss Ihr Blutdruck sogar bis auf 120/80 mmHg gesenkt werden. Ernährung und Lebensführung sind die Grundlage jeder Hochdruckbehandlung und ergänzen somit die medikamentöse Therapie.

Für Menschen mit erhöhtem Blutdruck gelten die im Kapitel 12 erläuterten Hinweise für eine gesunde, schmackhafte Ernährung. Es ist wichtig, reichlich pflanzliche und weniger tierische Lebensmittel zu essen. Gemüse, Salate, Hülsenfrüchte, Vollkornprodukte sollten den größten Anteil auf Ihrem Teller einnehmen und nicht das uns Deutschen so lieb gewordene Fleisch. Gemüse und hier vor allem die Hülsenfrüchte enthalten viel Kalium, welches eine blutdrucksenkende Wirkung hat.

Kaliumreiche Lebensmittel (je 100 g verzehrbarer Anteil):
- weiße Bohnen   1337 mg
- Linsen   837 mg
- Spinat   554 mg
- Grünkohl   490 mg
- Avocado   487 mg
- Kartoffeln   411 mg
- Champignons   390 mg
- Banane   382 mg
- Vollkornmehl   378 mg

Broccoli	350 mg
Honigmelone	330 mg
Aprikosen	280 mg
Grapefruit	148 mg

Modifiziert nach: Die große GU Nährwert-Kalorien-Tabelle (2006) Prof. Dr. J. Elmadfa, W. Aign, Prof. Dr. E. Muskat, Dipl. oec. troph. D. Fritzsche; Gräfe und Unzer Verlag, München

Bei der Verarbeitung kaliumhaltiger Lebensmittel muss beachtet werden:

- durch Kochen entstehen Verluste an Kalium, deshalb Speisen mit wenig Wasser zubereiten
- die Kochflüssigkeit für Soßen mit verwenden
- Speisen in geschlossenen Gefäßen garen
- Gemüse und Obst nicht lange wässern
- nur sparsam salzen; eine erhöhte Natriumzufuhr fördert eine vermehrte Kaliumausscheidung über die Niere

Tierische Lebensmittel dienen lediglich zur Ergänzung. Hierbei ist es sinnvoll, den Fettgehalt zu beachten. Bevorzugen Sie magere Milchprodukte, Seefisch, Geflügelfleisch, mageres Rind- und Schweinefleisch, sowie Wurstwaren (z. B. Sülzen, kalter Braten, Rauchfleisch, Corned Beef).

Was und wieviel sollten Sie täglich trinken?

Oftmals erhalten Menschen mit hohem Blutdruck den Rat, Kaffee oder schwarzen Tee zu meiden. Bis zu 4 Tassen Kaffee oder Tee pro Tag können Sie ohne Bedenken trinken. Bei höherem Konsum reicht es für eine Blutdrucksenkung häufig schon aus, den Verzehr zu verringern oder auf entkoffeinierte Sorten umzusteigen.

Ihre tägliche Trinkmenge sollte bei mindestens 2–3 Litern liegen, z. B. Saftschorlen, Früchte- und Kräutertees, Mineralwasser, mit Süßstoff gesüßte Limonaden (Light-Getränke). Bei der Auswahl des Mineralwassers sollten Sie den Natriumgehalt berücksichtigen. Empfehlenswert sind kalzium- und magnesiumreiche Mineralwässer.

Empfehlenswert sind pro Liter:
- mehr als   50 mg Magnesium
- mehr als   150 mg Kalzium
- und weniger als   150 mg Natrium

Streng natriumarm bedeutet, dass 20 mg/l nicht überschritten werden dürfen. Bei der Auswahl des Mineralwassers gilt: nicht die teuersten Wässer sind die besten. Überprüfen Sie die Mineralstoffanalyse, die auf dem Etikett eines jeden Mineralwassers angegeben ist.

Ca. 40% der Patienten mit Hypertonie sind salzempfindlich, d. h. sie reagieren mit einem Anstieg des Blutdruckes, wenn zuviel Kochsalz zugeführt wird. Diese Personen können durch Kochsalz- bzw. Natriumreduzierung eine Senkung des oberen Blutdruckwertes um bis zu 10 mmHg erzielen.

Welche Empfehlungen gibt es für die Kochsalzzufuhr?

Die mäßig kochsalzarme Kost mit etwa *6 g Kochsalz (1 flach gehäufter TL) pro Tag* ist anzustreben (Vergleich Normalkost: *10–12 g pro Tag*). Salz bindet Wasser im Körper (10 g Kochsalz binden ca. 1 Liter Wasser), beeinflusst die Gefäßweite und wirkt sich auf die Blutdruckregulation aus. Ein Zuviel an Salz belastet das Herz-Kreislaufsystem. Verzichten Sie bitte auf besonders kochsalzreiche Lebensmittel und setzen Sie den Speisen bei der Zubereitung kein Salz mehr zu. So nehmen Sie täglich nur 5–6 Gramm Salz zu sich. Die Gewöhnung an einen salzigen Geschmack bildet sich zurück. Nach kurzer Zeit steigert sich das Empfinden des Eigengeschmacks der Speisen. Wer dies weiß und sich darauf einstellt, wird über den doch etwas anderen Geschmack weniger enttäuscht sein. Kochsalz-Ersatzprodukte (auf Kaliumbasis) erzielen häufig nicht den gewünschten Geschmack.

Wie können Sie Ihren Kochsalzverzehr reduzieren?
- Kräuter und Gewürze anstelle von Salz kurz vor dem Verzehr an warme Speisen geben

▌ Kräutersalz, Meersalz oder Knoblauchsalz sind keine Alternativen, da sie genauso viel Natrium enthalten

▌ frische bzw. tiefgefrorene Gemüsesorten anstelle von Konserven und Fertigprodukten verarbeiten

▌ Gemüse in wenig Wasser dünsten, damit der Eigengeschmack erhalten bleibt

▌ Kartoffeln mit Schale garen (Pellkartoffeln)

▌ Verwendung von geschmacksintensiven Gemüsesorten wie z.B. Zwiebeln, Lauch, Sellerie, Knoblauch, Radieschen

▌ Lebensmittel mit starkem Eigengeschmack einsetzen

▌ Tomatenmark zum Abschmecken anstelle von Ketchup

▌ als Geschmacksvariation für Salate verschiedene Essigsorten, Zitronensaft, Orangensaft ausprobieren

▌ Salzstreuer nicht auf den Tisch stellen

▌ Meiden von gesalzenen Knabberartikeln

▌ Gewürzzubereitungen enthalten häufig viel Kochsalz, besser Gewürzmischungen verwenden

▌ fertige Mayonaiseprodukte, Brühwürfel, Maggi und Saucenextrakte sind häufig stark gesalzen

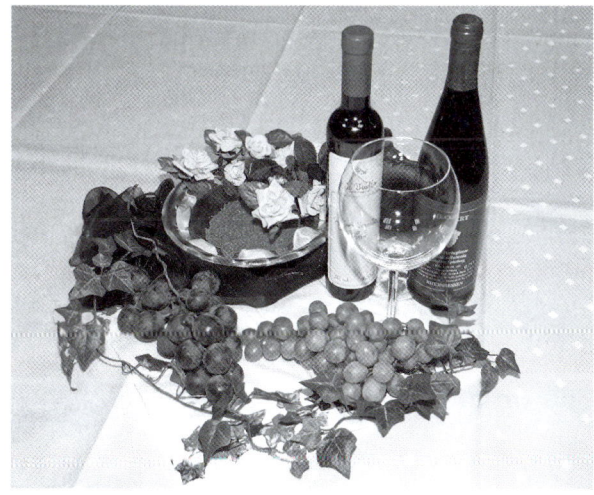

Abb. 42

Welcher Zusammenhang besteht zwischen Alkohol und Blutdruck?

Wenn Sie täglich Alkohol trinken, könnte dies zu hohem Blutdruck führen (Abb. 42). Die individuelle Alkoholverträglichkeit ist sehr unterschiedlich. Ähnlich wie beim Salz gibt es wahrscheinlich auch alkoholempfindliche Menschen, deren Organismus weniger Alkohol verträgt und rascher mit krankhaften Reaktionen antwortet. Schäden durch Alkohol betreffen nicht nur Ihr Herz-Kreislaufsystem, sondern auch das Nervensystem, die Leber, den Stoffwechsel, die Sexualfunktionen und viele andere Organsysteme.

Alkohol hat viele Kalorien (1 g = 7 kcal) und kann somit auch indirekt über eine Gewichtszunahme zur Hypertonie führen. Darüber hinaus gibt es aber auch einen direkten Einfluss von Alkohol auf das sympathische Nervensystem, der zum Bluthochdruck führt.

Nahrungsergänzungsmittel erfreuen sich in Deutschland zunehmender Beliebtheit. Sie dienen nicht dazu, die Energieversorgung des Körpers sicherzustellen.

Viele Menschen setzen die Präparate ein, weil sie sich einen gesundheitsfördernden Effekt versprechen – über Sinn und Zweck ihrer Verwendung wird häufig kontrovers diskutiert. Nahrungsergänzungsmittel werden in Deutschland den Lebensmitteln zugeordnet. Sie gehören trotz ihrer arzneitypischen Darreichungsform (Tabletten, Kapseln usw.) nicht zu den Arzneimitteln.

In erster Linie verbergen sich hinter dem Begriff Nährstoffe, die unser Organismus nur in sehr geringen Mengen benötigt, so genannte *Mikronährstoffe* wie z. B. *Vitamine* (Vitamin C, Vitamin E, Folsäure, Betakarotin) oder *Mineralstoffe* (Kalzium, Magnesium, Eisen, Zink, Chrom). *Sekundäre Pflanzenstoffe (Phytochemicals),* die als Farb-, Duft-, und Aromastoffe in Pflanzen bekannt sind, gehören ebenso zu den Nahrungsergänzungsmitteln wie die *Fettsäuren* (Omega-3-Fettsäuren), *Aminosäuren* (L-Cystein, L-Carnitin) und *Kohlenhydrate* (Ballaststoffe, Präbiotika).

Mineralien und Spurenelemente

Chrom. Ein positiver Effekt auf die diabetische Stoffwechsellage wird schon seit einiger Zeit besonders dem Chrom zugeschrieben. Chrom wird in den USA auffallend häufig als mineralisches Nahrungsergänzungsmittel eingesetzt. Tatsächliche Erfolge hinsichtlich einer besseren Diabeteseinstellung ließen sich jedoch in größeren Studien bisher nicht nachweisen.

▌ **Vanadium.** Ein weiteres Schwermetall, welches als Spurenelement einen günstigen Effekt auf den Blutzuckerspiegel haben soll ist das Vanadium. Vanadium wird ein Zellschutz der Bauchspeicheldrüse zugeschrieben, der durch kontrollierte Studien nicht belegt ist.

▌ **Zink.** Häufig kann bei Menschen mit Diabetes ein Zinkmangel nachgewiesen werden. Dies liegt häufig daran, dass Diabetespatienten größere Mengen Zink über den Urin ausscheiden als Nichtdiabetiker. Ein bestehender Zinkmangel kann den Diabetes verschlechtern, da Zink in Verbindung mit Insulin eine wichtige Rolle im Kohlenhydratstoffwechsel spielt. In einer vollwertigen Ernährung (s. Kapitel 11) ist eine ausreichende Zinkzufuhr jedoch gewährleistet, so dass eine Nahrungsergänzung nicht erforderlich ist.

▌ **Magnesium.** Bei einigen Diabetespatienten, insbesondere bei denen mit unzureichender Blutzuckereinstellung, wurden niedrige Magnesiumspiegel gemessen. Diskutiert wird gegenwärtig über eine Magnesiumsupplementierung, um diabetische Neuropathie (Nervenschädigung) und Retinopathie (diabetische Augenerkrankung) in ihrem Verlauf aufzuhalten. Klare Empfehlungen können jedoch noch nicht gegeben werden, da bisher keine eindeutige Bestätigung dieser Beobachtungen vorliegt.

Pflanzliche Substanzen

Derzeit sind nach Aussage der Deutschen Diabetes Gesellschaft (DDG) über 100 Pflanzen mit blutzuckersenkendem Effekt bekannt. Diese spielen besonders in Entwicklungsländern eine wichtige Rolle und finden hauptsächlich Anwendung in der traditionellen Medizin dieser Länder.

▌ **Zimt.** Über die antidiabetische Wirkung des Zimts wird seit einiger Zeit aufgrund des hohen Chromgehaltes diskutiert. Neben dem Chrom wird dem Bestandteil MHCP (Methylhydroxy-Chalcone-Polymer) ein blutzuckersenkender Effekt zugesprochen. Die Inhaltsstoffe des Zimts sollen die Insulinempfindlichkeit steigern und gleichzeitig antioxidativ wirken. Aus Pakistan wurde eine Studie veröffentlicht, bei der Menschen mit Typ-2-Diabetes täglich 1 bis 6 g Zimt verabreicht bekamen. Es stellte sich dabei heraus, dass die Studienteilnehmer günstigere Blutzucker- und Blutfettwerte aufwiesen.

Gegenwärtig sind in Deutschland die Präparate Diabetruw der Firma Truw Arzneimittel sowie ein Zimtpräparat unter dem Namen Alfiroyal, welches in Reformhäusern erhältlich ist, im Handel. Momentan ist jedoch über *Langzeiteffekte* von Zimt, sowie über dessen toxikologische Effekte nichts bekannt.

█ **Extrakte aus der Bittermelone (Glukokine).** Das Präparat Glukokoine der Firma Sandoz stammt aus der Bittermelone, welche u. a. in Indien als Gemüse dient. Die Kapseln werden als Nahrungsergänzungsmittel mit „gesundheitsfördernden Eigenschaften zur Unterstützung für einen gesunden Zuckerhaushalt" auf dem Markt beworben. Bezüglich der Wirkung auf den Blutzuckerspiegel wurden eine Steigerung der Insulinproduktion sowie eine Verbesserung der Zuckerverwertung in der Muskulatur beschrieben.

█ **Fazit.** Eine Änderung der Lebensweise hinsichtlich Bewegung und Ernährung hat schon in vielen Fällen den Verzicht auf Medikamente möglich gemacht. Falls diese Maßnahmen nicht ausreichen, um eine befriedigende Stoffwechselsituation zu erzielen, sollten die in vielen kontrollierten Studien erprobten und bewährten Medikamente zur Behandlung des Typ-2-Diabetes eingesetzt werden.

Nahrungsergänzungsmittel sollten keinesfalls zusätzlich oder anstelle von Diabetesmedikamenten Anwendung finden, da diese keine Zulassung als Arzneimittel besitzen. Sie verfügen daher auch nicht über die sicherheitsrelevanten Anforderungen an ein Arzneimittel.

Nahrungsergänzungsmittel könnten nur dann empfohlen werden, wenn in großangelegten klinischen Studien der Nachweis einer blutzuckersenkenden Wirkung nachgewiesen würde und gleichzeitig toxikologische Prufungen zur Langzeitsicherheit bestünden. Dies ist bisher nicht der Fall.

Die Deutsche Diabetes Gesellschaft lehnt zum gegenwärtigen Zeitpunkt den Einsatz von Nahrungsergänzungsmitteln zur Verbesserung der diabetischen Stoffwechsellage ausdrücklich ab.

Der Einsatz von funktionellen Lebensmitteln, welche z. B. mit Ballaststoffen, Omega-3-Fettsäuren, Pflanzensterolen oder Mineralien angereichert sind, wird von der DDG ebenfalls abgelehnt. Eine Reihe dieser Produkte steht momentan zur Verfügung, doch auch hier fehlen langfristige klinische Studien, welche den Einsatz dieser Produkte rechtfertigt. Diese Lebensmittel werden auf dem Markt sehr teuer angeboten und sind aus unserer Sicht ebenfalls nicht zu empfehlen.

Eine sorgfältige Auswahl und Zusammenstellung der Lebensmittel nach den Empfehlungen für eine vollwertige Ernährung bietet die besten Möglichkeiten, um Ihren Körper mit allen wichtigen Inhaltsstoffen zu versorgen. Das ist nicht nur preisgünstiger, sondern trägt wesentlich zu Ihrer Lebensqualität bei. Gesundes Essen und Trinken macht Spaß und hilft Ihnen aktiv und fit zu bleiben (Abb. 43).

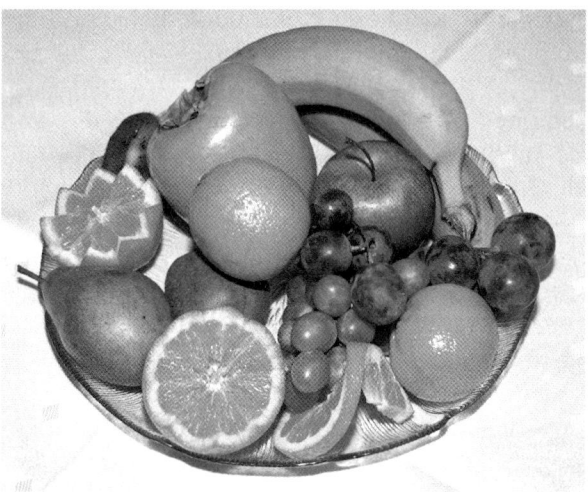

Abb. 43

Sie werden heute in jedem Supermarkt mit Regalen voller Diätprodukte konfrontiert. Die genaue Kennzeichnung der Inhaltsstoffe bei diätetischen Produkten ist gesetzlich vorgeschrieben.

Folgende Merkmale kennzeichnen Diätprodukte:
- entweder weniger Kalorien als die üblichen Nahrungsmittel
- oder eine andere Fettzusammensetzung
- oder Einsatz von Zuckeraustausch- bzw. Süßstoffen

Oft sind nicht alle Diätprodukte gleichermaßen geeignet. Damit Sie erkennen können, ob für Sie ein Nahrungsmittel sinnvoll ist, gilt die Empfehlung, Angaben auf den Verpackungen genauer zu betrachten. Ein Blick auf das Etikett verrät Ihnen die Zusammensetzung. Der Fett- und Energiegehalt ist wichtig für das Abnehmen. Je nach Kohlenhydratgehalt wirkt sich ein Nahrungsmittel unterschiedlich auf Ihren Blutzucker aus und dient als Grundlage für die BE-Ermittlung (s. Kapitel 12).

Diätschokolade versus Vollmilchschokolade?

Nährwertanalyse (per 100 g) (Abb. 44):

	Diätschokolade	Vollmilchschokolade
Eiweiß	10 g	7 g
Fett	36 g	32 g
Kohlenhydrate	50 g	56 g
davon Fruktose	35 g	
kcal	564	540

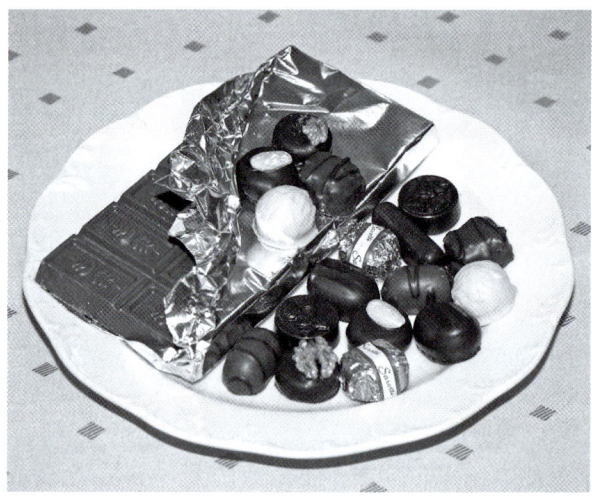

Abb. 44

In Diätschokolade ist mehr Energie und Fett enthalten. „Diät" heißt hier, dass Haushaltszucker gegen Fruchtzucker ausgetauscht wurde. Da wegen des hohen Fettgehaltes der Zucker ohnehin nicht so schnell ins Blut übertritt, bietet die Diätschokolade für Sie überhaupt keinen Vorteil. In der Regel sind spezielle „Diabetiker-Produkte" teurer als vergleichbare Artikel. Werbung und Vermarktung dieser Produkte führen häufig zur Irreführung des Verbrauchers und tragen somit nicht gerade dazu bei, die Ernährungsumstellung zur gesunden Kost zu fördern.

▍ **Fazit.** Möchten Sie Süßigkeiten essen, sind Diätprodukte nicht erforderlich. Wenn Sie den Energiegehalt beachten und, falls erforderlich, mit Insulin abdecken, können Sie auch ganz normale Süßigkeiten genießen.

19 Glossar

Azeton Ketonkörper, der bei dem Abbau von Fettdepots entsteht; Ketonkörper können einen Insulinmangel und somit eine schlechte Stoffwechsellage anzeigen

Alpha-Glukosidasehemmer Medikamente, die die Kohlenhydratspaltung im Darm hemmen und damit eine verzögerte Blutzuckersteigerung nach den Mahlzeiten bewirken (Acarbose und Miglitol)

Aminosäuren Bausteine, aus denen Eiweiß aufgebaut ist

Arteriosklerose Arterienverkalkung mit fortschreitender Verengung der Blutgefäße

Basalinsulin Verzögerungsinsulin mit einer Wirkung von 12 bis 24 Stunden

BE Berechnungseinheit, früher auch Broteinheit; Maßeinheit zur Einschätzung von Kohlenhydraten. Eine BE entspricht 12 g Kohlenhydraten

Biguanide Medikamente, die die Zuckerneubildung in der Leber bremsen und die Zuckerverwertung in der Muskulatur verbessern (Metformin)

BMR basal metabolic rate = Basisenergieverbrauch, früher Grundumsatz- der Energiebedarf, der benötigt wird, um die Grundfunktionen des Körpers aufrecht zu erhalten

BMI Body-mass-Index oder Körpermassenindex, Maßeinheit zur Beurteilung des Körpergewichtes

D

Diastole Phase der Erschlaffung des Herzens mit Blutfüllung der Herzkammern („unterer Blutdruckwert")

E

Endothel Innenhaut der Gefäße

F

Fruktose Fruchtzucker

G

Glinide Medikamente, die die Insulinfreisetzung ähnlich wie Sulfonylharnstoffe stimulieren, allerdings nur kurzzeitig (Nateglinide, Repaglinide)

Glitazone Insulinsensitizer; Medikamente, die die Insulinresistenz vermindern und für eine bessere Zuckerverwertung in den Muskelzellen sorgen (Pioglitazon, Rosiglitazon)

Glukagon Hormon, welches in der Bauchspeicheldrüse gebildet wird; es bewirkt eine Zuckerfreisetzung aus der Leber und somit einen Blutzuckeranstieg; wird in der Ersten Hilfe bei Unterzuckerung eingesetzt

Glukose Traubenzucker

Glykogen Speicherzucker der Leber und in geringen Mengen auch im Muskel

H

Hämoglobin roter Blutfarbstoff

HbA$_{1c}$ „Blutzucker-Langzeit-Gedächtnis" verzuckerter roter Blutfarbstoff an den roten Blutkörperchen; gibt Auskunft über den mittleren Blutzuckerspiegel der letzten 8 bis 12 Wochen

HDL-Cholesterin High-density-Lipoprotein so genanntes „gutes Cholesterin", das als Gefäßschutz dient

Hyperglykämie hoher Zuckerwert im Blut

Hyperinsulinämie Überangebot an Insulin im Blut

hyperosmolares Koma Austrocknungskoma, verursacht durch sehr hohe Blutzuckerwerte

Hypertonie hoher Blutdruck, anhaltend erhöhte Werte über 140 mmHg systolisch und 90 mmHg diastolisch

Hypoglykämie Unterzuckerung; niedriger Blutzuckergehalt von 60 mg/dl (2,8 mmol/l) und tiefer

Insulin in der Bauchspeicheldrüse gebildetes Hormon mit blutzuckersenkender Wirkung

Insulin-Analoga „Kunstinsuline"; Medikamente, die in ihrer Wirkung der des Insulins entsprechen und bereits nach wenigen Minuten wirken, so dass sie nach dem Essen gespritzt werden können

Insulinresistenz Insulinunempfindlichkeit, verminderte Insulinwirkung; die Bauchspeicheldrüse produziert sehr viel Insulin, aber Zucker gelangt nicht in die Muskelzellen, da wegen des hohen Insulinangebotes die Zahl der Insulinrezeptoren herabreguliert ist

Invertzucker Honig

Ketoazidose Übersäuerung des Blutes durch Ketonkörper

Ketonkörper auch nur Ketone genannt; Endprodukte der Spaltung von Fetten im Körper, die bei Insulinmangel vermehrt gebildet werden und im Urin nachweisbar sind

KE (KHE) Kohlenhydrateinheit; Maßeinheit zur Einschätzung von Kohlenhydraten; eine KE entspricht 10 g Kohlenhydraten

Koma, diabetisches Bewusstlosigkeit durch Stoffwechselentgleisung, verursacht durch eine Übersäuerung von Blut und Gewebe

Kreatinin harnpflichtiges Endprodukt des Muskelstoffwechsels; wird durch eine Blutentnahme bestimmt und spiegelt die Nierenleistung wieder

Laktose Milchzucker

Läsion Schädigung

Lipide Fette

LDL-Cholesterin Low-density-Lipoprotein, das „böse Cholesterin"; ist es vermehrt im Blut vorhanden, so ist dies ein Risikofaktor für die Entstehung der Arteriosklerose

Makroangiopathie   Veränderung bzw. Schädigung der großen Blutgefäße

Maltose   Malzzucker

Mikroalbuminurie   Eiweißausscheidung in den Harn, wobei nur kleinste Eiweißpartikel im Urin nachweisbar sind

Mikroangiopathie   Veränderung bzw. Schädigung der kleinen Blutgefäße

Morbidität   Häufigkeit einer bestimmten Erkrankung in der Bevölkerung

Nephropathie   Erkrankung der Nephrone, der kleinsten Funktionseinheiten der Nieren

Neuropathie, diabetische   Nervenschäden mit Missempfindungen, Schmerzen oder herabgesetzter Schmerzempfindung; man unterscheidet eine periphere Neuropathie mit Befall der Beine und Füße von der autonomen Neuropathie, bei der Funktionsstörungen am Herz- und Gefäßsystem, Magen-Darmtrakt und den Harn- und Geschlechtsorganen auftreten

Niereninsuffizienz   unzureichende Nierenfunktion

Nierenschwelle   Blutzuckergrenzwert, ab dem der Zucker in den Urin, also über die Nieren ausgeschieden wird; er liegt bei einem Blutzuckergehalt von ca. 180 mg/dl bzw. 10,1 mmol/l

O

OAD   orale Antidiabetika; Tabletten zur Senkung des Blutzuckers

Omega-3-Fettsäuren   mehrfach ungesättigte Fettsäuren mit einer gefäßschützenden Wirkung

P

PAL   physical activity level = Aktivitätsfaktor, früher auch Leistungsumsatz, der die Energie berücksichtigt, die über den Basisenergieverbrauch hinaus benötigt wird

Pankreas   Bauchspeicheldrüse

pAVK   periphere arterielle Verschlusskrankheit; in vier Stadien ablaufende zunehmende Verengung der Beinarterien

postprandial   nach dem Essen

Retinopathie, diabetische Veränderung der kleinsten Gefäße der Netzhaut aufgrund eines schlecht eingestellten Diabetes

Saccharose Haushaltszucker
Sulfonylharnstoffe Medikamente, die Insulin aus der Bauchspeicheldrüse freisetzen (Glibenclamid, Glibornurid, Gliclazid, Glimepirid, Gliquidon, Tolbutamid)
Systole Kontraktionsphase des Herzens („oberer Blutdruckwert")

Triglyzeride Neutralfette, die im Blut gemessen werden können; sie kommen sowohl in der Nahrung als auch in Form von Depotfett im Körper vor

WHR waist to hip ratio oder Taille-Hüft-Quotient; gibt Aufschluss über das Fettverteilungsmuster eines Menschen

■ **Bücher**

Titel	Autor	Verlag
Das kranke Herz	Klepzig, H.	G. Thieme Verlag, Stuttgart
Diabetes und Sport	Behrmann, R. Weineck, J.	Spitta Verlag, Balingen
Diabetes und Sportfibel	Thurm, U. Gehr, B.	Kirchheim Verlag, Mainz
Die große GU Nährwert-Kalorien-Tabelle	Agin, W. Elmadfa, J. Fritzsche, D. Muskat, E.	Gräfe und Unzer Verlag, München
Die Ornish-Herz-Diät	Ornish, D.	Kreuz Verlag, Stuttgart
Endlich Wunschgewicht	Carr, A.	W. Goldmann, München
Erfolgreich abnehmen bei Diabetes	Hauner, D. Hauner, H.	Verlag Kirchheim, Mainz
Fettfalle Supermarkt	Ellrott, T. Ellrott, B.	Umschau Braus, Frankfurt am Main

Titel	Autor	Verlag
Fit wie ein Diabetiker	Lauber, H.	Verlag Kirchheim, Mainz
Gesundes Essen – gesundes Herz	Brusis, O. A. Furtmayr-Schuh, A.	Kreuz Verlag, Stuttgart
Kalorien mundgerecht	Nestlé Deutschland AG, Abteilung Er- nährung, Wissen- schaft und Kom- munikation	Neuer Umschau Buchverlag, Neustadt an der Weinstraße
Körperliche Bewegung – dem Herzen zuliebe	Meyer, K.	Steinkopff Verlag, Darmstadt
Krafttraining in der Rehabilitation von Herzpatienten – Die Trainingsbroschüre	Prof. Dr. K. Baum GmbH, Wilhelm- Schlombs-Allee 1, 50858 Köln	
Mein Buch über den hohen Blutdruck	Grüßer, M. Jörgens, V.	Verlag Kirchheim, Mainz
Schulungsbuch für Diabetiker	Schmeisl, G.-W.	Urban & Fischer Verlag, München
Vitalkost für Ihr Herz	Hamm, M. Gohlke, H. Merklin, A.	G. Thieme Verlag, Stuttgart
Wie behandele ich meinen Blutdruck	Mühlhauser, I. Didjurgeit, U. Sawicki, P.	Verlag Kirchheim, Mainz

▌ Internetadressen

www.bessermessen-aktiverleben.de
Bewegung und Sport bei Diabetes

www.deutsche-diabetes-gesellschaft.de
Deutsche Diabetes-Gesellschaft

www.diabetikerbund.de
Homepage des Deutscher Diabetiker Bundes

www.diabetespro.de
Online-Service des Diabetiker Ratgebers

www.diabetes-sport.de
Initiativgruppe Diabetes und Sport e.V.

www.bmgs.bund.de
Website des Bundesministeriums für Gesundheit und Soziale Sicherung

www.gesundheit.de
Informationsbasis zu Medizin und Gesundheit

www.leitlinien.de/versorgungsleitlinien/index/diabetes/view
Nationale Versorgungsleitlinie Diabetes mellitus Typ 2

21 Sachverzeichnis

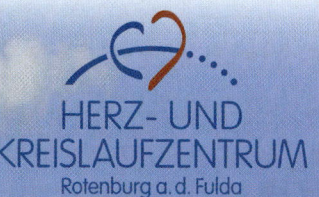
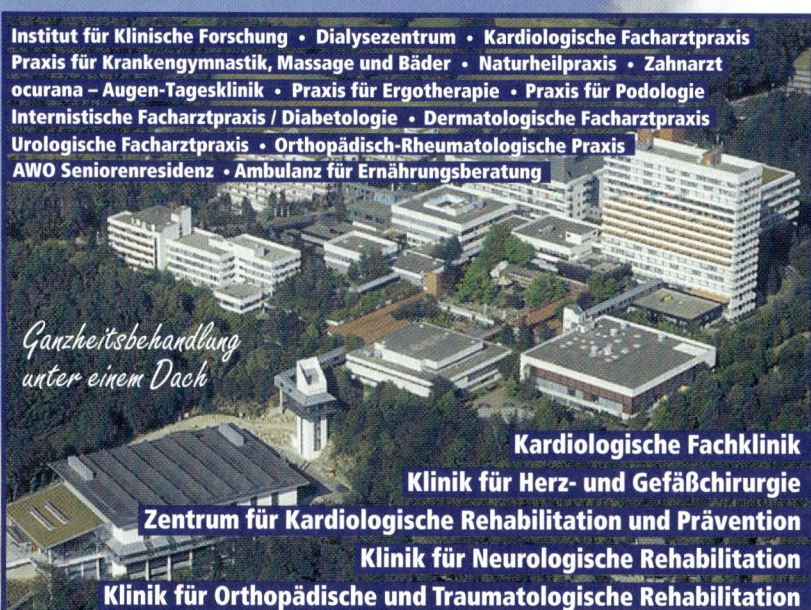
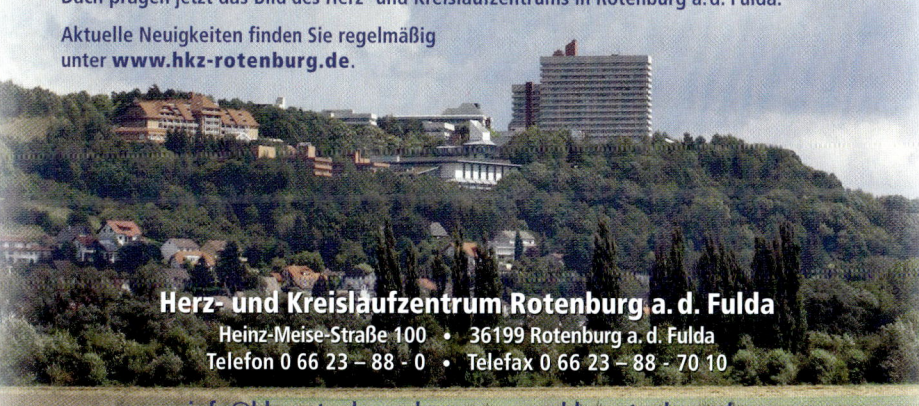

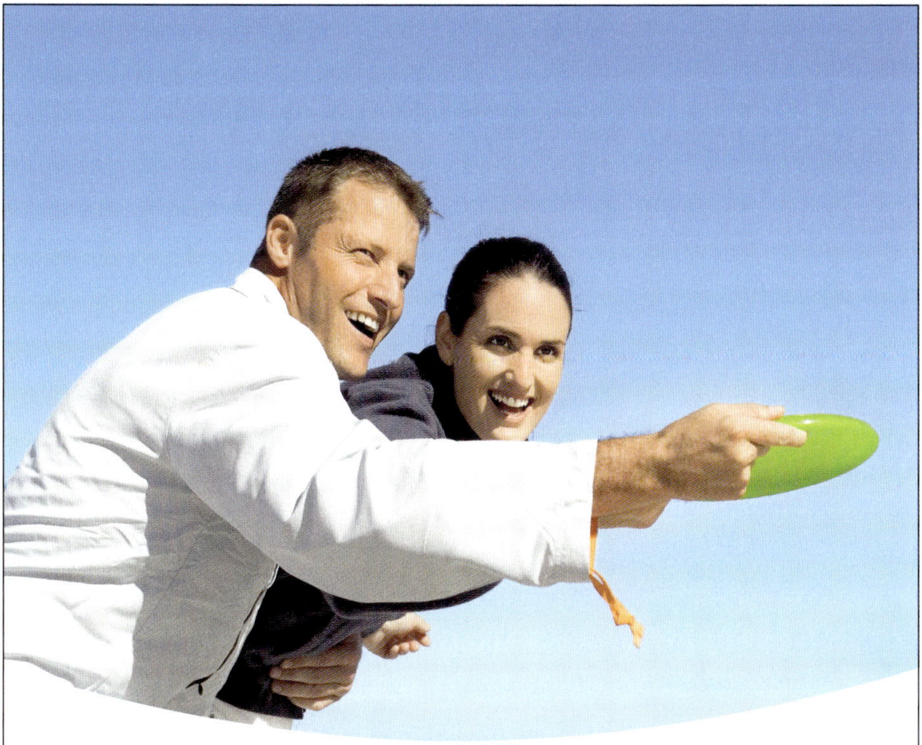

●●●● Top-Schutz für hohe Ansprüche

Sind Sie freiwilliges Mitglied in der Gesetzlichen? Dann sollten Sie mehr erfahren über die Möglich-keiten, Privatpatient zu werden. Informieren Sie sich deshalb über die Leistungen unseres Kooperations-partners DKV Deutsche Krankenversicherung AG. Als Privatversicherter der DKV sind Sie bei uns in allen Fragen rund um das Thema Gesundheit bestens auf-gehoben. Sprechen Sie mit uns.

Bezirksdirektion
Peter Gröbl
Heinrich-Neeb-Straße 17
35423 Lich
Telefon 06404 61282
Fax 06404 65532

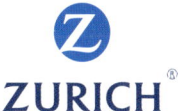

Printing: Krips bv, Meppel, The Netherlands
Binding: Stürtz, Würzburg, Germany